北京针灸英才丛书

执针

问道

——创新针法组穴疗难治病

陈 枫 著

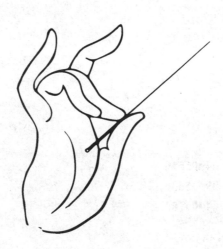

全国百佳图书出版单位

中国中医药出版社

·北京·

图书在版编目（CIP）数据

执针问道：创新针法组穴疗难治病 / 陈枫著 . --
北京：中国中医药出版社，2024.4（2024.6 重印）
（北京针灸英才丛书）
ISBN 978-7-5132-8628-2

Ⅰ . ①执… Ⅱ . ①陈… Ⅲ . ①疑难病—针灸疗法
Ⅳ . ① R245

中国国家版本馆 CIP 数据核字 (2023) 第 251332 号

中国中医药出版社出版
北京经济技术开发区科创十三街 31 号院二区 8 号楼
邮政编码　100176
传真　010-64405721
三河市同力彩印有限公司印刷
各地新华书店经销

开本 710×1000　1/16　印张 9.5　字数 140 千字
2024 年 4 月第 1 版　2024 年 6 月第 2 次印刷
书号　ISBN 978 - 7 - 5132 - 8628 - 2

定价　39.00 元
网址　www.cptcm.com

服 务 热 线　010-64405510
购 书 热 线　010-89535836
维 权 打 假　010-64405753

微信服务号　zgzyycbs
微商城网址　https://kdt.im/LIdUGr
官 方 微 博　http://e.weibo.com/cptcm
天猫旗舰店网址　https://zgzyycbs.tmall.com

如有印装质量问题请与本社出版部联系（010-64405510）

《北京针灸英才丛书》编委会

丛书序言

有着 800 年建都历史的北京，以其特殊的历史地位和厚重的文化积淀造就了众多针灸名家。王乐亭、胡荫培、高凤桐、叶清心、杨甲三、程莘农、贺普仁、田从豁……这些德高望重的前辈，成为北京近现代针灸学术的代表人物，他们的学术思想和精湛医术推动了北京地区针灸事业的发展，在北京地区针灸史上留下了浓墨重彩的一笔。随着老一辈针灸人的逝去，北京针灸界能否延续昔日的辉煌，针灸疗法能否在现代科技日新月异、医疗方法不断推陈出新的形势下继续保持自己的优势，占据新的制高点，成为摆在北京针灸界面前的一道必答题。

可喜的是，在北京针灸学会的大旗下，聚集着一批意志坚定、目标明确、胸怀大志、勇于创新的中坚力量，他们学历高、有传承、懂科研、善临床，怀承上启下之使命，持一丝不苟之态度，秉敢打硬仗之作风，肩负着医疗、科研、教学及管理的多重任务，在继承创新、开拓进取的考试中交出了一份份较为满意的答卷。他们是首都针灸界新的中流砥柱，是北京针灸学术发展的推动力量。近年来，北京针灸学会在继承创新上做了大量的工作，继组织编写了总结老一辈针灸人的学术思想和临床经验的《北京针灸名家丛书》之后，又组织编写介绍北京针灸中坚力量的《北京针灸英才丛书》，通过这些杰出英才的成才历程、学术思想、临证心得及诊疗经验，可以窥见他们的德、道、法、术、技之一斑，对于针灸人才的培养、针灸队伍的建设起到了引领示范作用，同时也可向全国针灸同人展示北京针灸界的学术水平和人才现状，令人欣慰。

本套丛书的每一册都独具特色，说明各位作者不仅有扎实的理论基础，还有着独特的学术风格，这也反映出北京针灸学术的海纳百川、包容并蓄和推陈出新。希望在本套丛书的引领启发下，北京针灸界涌现出更多的"英才""优才"，这对于北京针灸界乃至整个中医界都是一件大好事，对于中医药更好地为广大人民群众的健康服务，为社会主义建设服务，对于早日建成小康社会大有裨益。

北京市中医管理局局长
北京中医药学会会长
2023 年 6 月 13 日

丛书前言

2010 年，北京针灸学会的针灸名家学术经验继承工作委员会成立了《北京针灸名家丛书》编委会，旨在通过发掘整理老一代针灸名家的学术思想和临床技艺，展示他们的学术价值和影响力，从而推动北京地区乃至全国针灸学术的发展。经过多年的努力，这套丛书已经出版了近 20 册，取得了良好的社会效益。

鉴于该套丛书的成功，2019 年 9 月，北京针灸学会和中国中医药出版社准备合作再推出一套《北京针灸英才丛书》。策划这套丛书立足于展示北京针灸界中坚力量的临证精华，以反映当今北京针灸的发展现状，推动北京针灸学术水平的提高和针灸事业的发展，并与《北京针灸名家丛书》形成前后呼应，以反映北京针灸临床的传承创新。本套丛书既是个人学术水平和临床诊疗能力的体现，也具有一定的示范引领作用。

与《北京针灸名家丛书》相比，本套丛书有如下特点：第一，本套丛书各分册均由医家本人亲自撰写，这些医家都是其所在单位的学术带头人或医疗骨干，且均为研究生导师，具有较高的理论水平和写作能力，能全面准确地阐述自己的学术观点和临床思路。第二，本套丛书的医家不仅具备较为扎实的传统医学功底，还具有一定的西医学理论知识，掌握一定的现代科技手段，因此本丛书的内容包含大量体现西医学知识和技术的创新观点及技术，更能体现时代特点。第三，由于本丛书医家大都学有师承，许多人是针灸名家的弟子，因此具有承上启下的优势。这使得本丛书不仅能够反映老一辈针灸名家的学术思想，而且有作者自己的心得体会，这对于北京针灸学术的传承和发展大有裨益。

北京的针灸事业不断发展，人才队伍不断壮大，俊才翘楚不断涌现，这也注定了本套丛书的编写非一日之力。我们在北京针灸学会的领导下，本着认真负责的态度，为入选的每位医家做好服务，保证将他们的学术思想和临床经验全面详细地展示出来，为北京针灸的发展贡献一份力量。

丛书编委会

2023 年 2 月 16 日

吴　序

"拯救之法，妙用者针。"针灸是中国医学之瑰宝，华夏文化之精粹。针灸治病，简、便、廉、验，适应证广且无毒副作用。《山海经》亦有"有石如玉，可以为针"之说。针灸须探源寻秘，回归真相，更要与时俱进、发展和丰富内涵。

针灸讲的就是一个"真"字，疗效是硬道理。陈枫教授从事医教研工作近40年，在长期的临床实践中，药崇经方，针承古法，守正创新，在内、外、妇、儿各科疾病的治疗方面颇多建树，"必一其神，令志在针"，陈枫教授以良好的医术赢得了广大患者的赞誉。

"小针之要，易陈而难入，粗守形，上守神。"针灸起源早，名家辈出，陈枫教授研读古籍，融汇新知，提出"颅底七穴"组方，在业内有极大的影响力，有许多同行已将"颅底七穴"用于多种疾病的治疗。此外，陈枫教授在长期的临床实践中还总结出"消渴组穴""小儿多动症穴方""妇科盆腔病变穴方"等穴方，为针灸组方学研究做出了极大的贡献。而"天突深刺治疗吞咽障碍""长针透刺治疗冠心病"等创新针法，为临床治疗顽疾提供了一条重要的途径。《道德经》中讲"道可道，非常道""语徐而安静，手巧而心审谛者，可使行针艾，理血气而调诸逆顺，察阴阳而兼诸方"。最近陈枫教授将自己多年理论研究及临床经验汇集为《执针问道》一书，可以说是他长期从事针灸临床、科研和教学工作的总结和凝练，体现了他对针灸事业的热爱和奉献。

自1992年起，多家媒体先后对陈枫教授进行人物专访，《中华儿女》杂志誉其为"当代杏林奇葩"，中央电视台及《中国中医药报》赞誉其为"在针尖上书写神奇的人"，《健康大视野》称其"针神合一，大爱无疆"。《执针问道》一书既有深厚的实践基础，又有睿智的真知灼见，希望本书对针灸同道和关心喜爱针灸的朋友有所裨益。

第十三届全国政协委员、第十四届全国人大代表

中国针灸学会副会长

2023 年 7 月 13 日

自　序

　　像一粒草籽，被植入中医的泥土里，一晃四十年，虽然没有生出一枝树荫，或萦绕一缕花香来，却至少是一抹绿，能融入这片园的底色，已是欣慰了。

　　医学之难，首先是学。《原儒》说："学意有二，一曰效，二曰觉。"作为天津中医药大学首届针灸系的学生，初登针灸殿堂，便得王哲天、曹一鸣、石琢莹"三老"同坛授业的启蒙，以及石学敏院士耳提面命的指导，是为针灸学子之幸。同时，使学意之"效"，有了臻于至善的原模。群峭碧摩天，逍遥不记年。师我者渐行渐远，望他们的背影，除了感恩，我无以回报。

　　医乃活人之术，为百技长。德者驭之，施为仁术。道德是修为的目标，是灵魂升华的一种境界。因此道德是讲给自己的，而不是要求他人的。德者清，清者明，明生慧，慧生觉。这是学意之"觉"的必要准备。后来我也成了老师，学生常问："如何学好中医，学好经典？"我答："以赤子心闻花香，心内无邪，心静如水，自是雪碗冰瓯，方能盛得花露，是谓治心，然后治学。"

　　杜甫说"男儿须读五车书"，我选择了一个学到老的职业，到现在恐是一车书还没装满。《内经》是我的床头书，对于我来说，从医四十年，不如说学医四十年。黄帝徵阴阳，探微千古之密；神农尝百草，以成活命之方。《内经》云："圣人杂合以治。"故有越人之针，穷极物理；华佗之养，戏出五禽。至若踔踥导引，各具方论，异法方宜，尽显其真……效躬前贤，德从行止，这大抵是我对中医学的基本认知吧。

　　患之所患，病有余殃；医之所患，术乏效章。因此，挖掘与创新成为我孜孜以求的学术目标。针灸学源远流长，寻源头活水，或有所得，常欣喜不已。光阴四十年，邃觅方论，成"颅底七穴""消渴组穴"等组方；深耕针法，改良合刺针法，并擅用围刺、透刺、排刺，初步形成技术特色。广泛的社会实践，使我能有机会"上以疗君亲之疾，下以救贫贱之厄"，这是我职业生涯的幸事。

　　回顾我的成长经历，提炼学术精华，成书《执针问道》，希望对后学者能有所启发，在此要感谢《北京针灸英才丛书》的发起者、策划者和组织者！感谢出版方所付出的努力！也感谢我的学生王鹤、王璇、陶龙娇、朱钟妍、刘泰、曾玉筱、胡慧芹、骆地铖、李梓婷、陈钰涵、张帅等协助整理！更要感谢读到此书的人所给予的关注和指导！

陈 枫

2023 年 3 月 5 日于北京

目 录

第三章　临证心悟

第四章　验案选粹

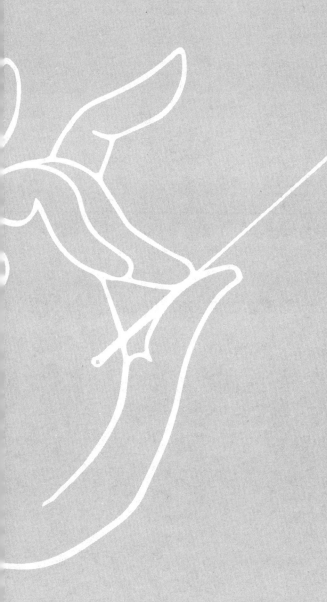

第一章

成长经历

一、天津，人生的起点

1962 年 12 月 3 日，我出生在天津市。中学就读于天津市第四十三中学，对面是南开医院，这也大概是我和医学有缘的一个原因吧。其中有许多同学的父母就是医生，后来成为中国工程院院士的吴咸中，他的小儿子就是我的同学。我也因此很早就知道中医、西医、中西医结合，知道张仲景，还有那个能治疗急腹症的"黄药汤子"，这对我后来的职业选择多少是有些影响的。

1977 年恢复高考，我是 1980 年参加高考的，填志愿的时候选了医学，当面临选择中医还是西医的时候，爸爸妈妈给了一个理由，他们认为中医比西医"干净"，现在听起来很搞笑。入校时朋友把我的中医系改成了针灸系，我当时想这算什么专业，就是一根针能有什么可学的。后来另一个朋友说针灸专业前途好，劝我不要改回，现在看来要感谢这两位朋友了。这两位朋友一个是后来的国医大师阮士怡，另一个是当时学校的教务长，也是著名儿科专家李少川，他们是改变我一生命运的人。

进入大学后才知道，我们 1980 级针灸专业是全国首届针灸专业本科生。当时北方由天津中医学院招收 30 名学生，组成针灸系，南方由上海中医学院招收 30 名学生，组成针灸推拿系。到了 1981 年的时候，又有 5 所院校设针灸专业，再以后陆续所有中医院校都开设了针灸专业，而我们 1980 级也因此有幸成为全国首届针灸专业的毕业生。

由于是首届针灸专业的学生，老师对我们的培养非常重视。加之我是班长，又是系学生会主席，因此获得了更多的学习机会。曾有幸和国医大师石学敏院士学习，那时石院士还管病房查房，门诊的时候有上百名患者，我跑前跑后，感谢恩师手把手地教我如何针灸，这于后面的师弟师妹恐是一种奢望，于我却是职业生涯始终引以为豪的。

小的时候，我很喜欢闻书的味道。每个学期的第一天，似乎成了最盼望的日子，因为这一天新书是要发下来的，新书的味道特别好闻。趴在床上，闻着新书的味道随意翻阅着，虽然内容是看不懂的，但书中的插图却也足够慰藉一个小孩子的好奇心了。

后来我就渐渐地试着积攒一些零用钱，开始买一些课外书。那时的书很便宜，几毛钱就可以买一本不错的书，一块多钱的书就是厚厚的一本名著了。日子一天天过去，书没有读透几部，但买书似乎成了"行家"。现在书买的少了，新书的味道也觉得没有以前那么浓了，不知是纸张发生了变化，还是我的嗅觉渐退了。但小时候书的味道，依然留在我的脑海里……

二、针灸，命运的召唤

大学的生活是每个人都不能忘怀的，它融入了一个人的全部青春记忆，尤其是走出象牙塔，回望渐行渐远的塔顶，那些记忆因为时间的久远而模糊，因为模糊而更加怀念，因为怀念而在内心不断地回味，使那段时光变得更加神圣。

给我们授课的老教授们临床实践经验丰富，授课的热情都特别高，他们毫无保留地将一身本领倾囊相授。其中，得王哲天、曹一鸣、石琢莹三位老师授业，帮助我在中医学习的道路上打下了坚实的基础，实为幸哉！

作为全国首届针灸班的学生，除了中医专业使用的教材要学习，学校还增加了高等数学、物理等课程。因为课程的设置是开创性的，很多专业课程的课本都需要临时编撰，随时修订，甚至很多都是用蜡纸刻版油印的。这些工作都奠定了以后针灸专业教学的基础。如实验针灸学，就是把一些有价值的现代针灸实验研究相关内容编撰成册，书名是老师起的，一直沿用至今，成为全国针灸专业必修内容，还有针灸各家学说，也是这样。

《黄帝内经》上九卷是《素问》，下九卷是《灵枢》，作为针灸专业的学生，我们不但要学好《素问》，还重点学习了《灵枢》。上学时自己还算是个好学生，当时用极工整的字体把《灵枢》里十二经脉的循行誊抄在卡片上，反复背诵，时至今日都不能忘记，我常自豪地对我的学生说这是童子功，说梦话都不会说乱。《灵枢》除了论述脏腑功能、病因病机，还阐述了经络腧穴、针具、刺法及治疗原则等。这给我今后的临床实践带来了启发，碰到棘手的病例时总会想起里面的某句话，可能就提供了某种治疗的思路。

针灸课的治疗部分是石学敏院士讲的，石老对我很偏爱，到了临床学习的时候，把我单独带在身边，由此我才得以受恩师耳提面命的指导，这对一个学生来说是非常难得的机会。石老对我影响特别大，首先，使我对针灸学建立了非常专业的思维，同时他的为人处事，包括在学术上的一些风格，我耳濡目染，受益终身。

现在回想，我的成长经历很有意思，让我很早接触中医的人是国医大师，把我送到针灸专业的人也是国医大师，手把手教我学习针灸的人还是国医大师。我想不把针灸学好都难，这是玩笑话，但似乎一切都是冥冥之中的事情。

针灸是中医学一个独特的治病方法，它以中医经络理论为指导，仅靠银针或艾灸刺激人体的一定部位，对内、外、妇、儿各科200余种疾病都有显著疗效，无任何副作用，具有操作方便、经济安全等优点，数千年来深受广大人民的欢迎。许多国家和地区的人们惊诧于针灸的神奇，称它为"中国国粹""绿色疗法"。

我为了更好地领悟针灸的实质，上大学时将《黄帝内经》视若珍宝。在中医学这一块，它够古老，也够体系，在中国哲学这一块，同样权威。它本身是研究人体的，但又以人体为核心，论述了天文、地理、社会，乃至军事等各个方面，它实际上是一本百科全书，在某种意义上，《黄帝内经》浓缩了中华文化的精华，我觉得它就是一部活生生的中国哲学。《黄帝内经》体现哲学的部分，比如阴阳互补，实际上就是矛盾观。还有五行生克反映的平衡系统，和谐中庸的思想，以及它的整体观等，许多观念，就是中华民族传统的思维观念，实际上到现在还有现实意义。

三、北京，生活的抉择

命运总是有着自身的秩序，是由一连串的抉择组成的。1985年毕业前夕，记得那年卫生部（现国家卫生健康委员会）人事司张万有副司长和广安门医院的王岱院长在天津面试了我，建议我到北京，进入卫生部秘书处或人事司工作，去做卫生部副部长的秘书或技术管理干部，我当时觉得放弃业务太可惜，就选择了业务岗位。2008年，央视《教育人生》专栏人物专访时谈及此事，主持人问我："后悔吗？"我当时回答的是："不后悔。人生的路选择不一样，择我所爱，爱我所择。"按照现在的话说就是不忘初心了。在拉萨的时候，西藏的朋友说，西藏人最敬重三种人，分别是佛、老师和医生。今生幸运，当了医生，也当了老师。

针灸学对于我整个的人生而言，是我选择了它，它是我的职业，是我的饭碗。另外，在长期的针灸学的医、教、研过程当中，不管是遇到困难也好，还是有新的发现也好，可以说我的喜怒哀乐都与它息息相关。

我最后选择了北京，落脚在北京针灸骨伤学院附属医院。日子一天天过去，娶妻生子、晋升晋级，1995年我担任了神经内科副主任，实际主持科室工作，那时才32岁，在单位也算是很年轻的了。1997年中国中医研究院骨伤科研究所、北京针灸骨伤学院骨伤系并入医院，并正式更名为中国中医科学院望京医院，新院长将针灸科并入神经内科，两个科室，一块牌子，我继续担任科室主任一职。2012年，望京医院成立康复科，我兼任康复科主任。

现在算我到北京已经30多年了，在医、教、研工作中，对脑血管病、帕金森病、糖尿病、痛证、脾胃病，以及妇科和儿科等病证已形成比较完备的治疗体系。我曾参加和主持了30余项各级别科研课题，曾获"中华中医药学会科学技术奖一等奖""中国中医科学院科学技术奖二等奖"，并兼任国家级学会职务10余个，担任副主任委员、常务委员、理事等职。我在核心刊物发表论文近百篇，并以良好的医术赢得了广大患者的信任。2012年荣膺"首都群众喜爱的中青年名中医"称号，2013年获首届"中国中医科学院中青年名中医"称号，2015年获首届德技双馨"人民好医生"称号，2018年获"中国影响力医生"称号，2021年获"首都名中医"称号。2016年享受国务院政府特殊津贴。截至目前，我共培养50余名研究生（其中中国中医科学院10余名，北京中医药大学30余名），他们都活跃在医、教、研的第一线。我于2010年获得北京中医药大学"师德标兵"称号。

我在长期临床实践中，首次提出"颅底七穴"组方，并应用于帕金森病的治疗，取得了可喜的疗效，在业内形成极大的影响力，许多同行已将"颅底七穴"组方用于多种疾病的治疗。我还总结出"消渴组穴",为糖尿病患者的治疗提供了新的途径,成为针灸治疗糖尿病的一大亮点。

我多次为党和国家领导人普及中医养生知识、诊治疾病,也曾为多国元首和政要提供医疗服务,提升了中医药在国内外的影响力。

四、临床,悟"针神合一"

针灸有个理论叫"针神合一"。意思是针灸时要抓住"神",包括患者的"神"和医生的"神"。患者的"神"就是要患者静心,心静神归,这样气息就能平和,当气息平和,身体的积极因素就会被调动起来。对于针灸医生而言,要"必一其神",把神集中在一个点上,"令志在针",用心集中在针尖上,细心体会针感。这样的话,医生的神、患者的神共同作用,患者是疾病的载体,用我们的神共同来对付疾病。如此才能做到"针神合一",中医学里讲的"上工调神"就是这个意思。所以为了给患者扎好针,我都会静心体会针感,少于言笑,以至于我的学生常常说我太严肃了。

在许多人眼里,过去生病了先去看西医,西医不灵,再吃中药,中药无效,再试针灸。但现在似乎发生了逆转,大有举世推崇自然疗法之势,少吃药或不吃药,这恰是针灸的优势。西药有许多不可避免的副作用,而针灸以其简单、灵验、方便、低廉的优点为人们所公认。需要保护,需要发扬。我认为,针灸其实属于自然疗法的一部分,它可以挖掘的东西太多。针灸是个好东西,我希望尽自身的绵薄之力将它发扬光大!发扬的基础是继承,自大学起我便时常阅读《黄帝内经》,同时将许多生命科学前沿的研究内容与之相结合,迸发灵感,创新出一些打破常规的操作技法并为我所用。总之,作为一个临床医生,实应做到"勤于学、善于思、敏于行",只有这样才可以不断夯实自身的基础和提升诊疗疾病的能力。

强调经典著作的重要性,并不是意味着我们仅仅只阅读中医经典的书就够了,如《黄帝内经》《伤寒论》这些,成为一个优秀的临床医生还应当及时了解最新的医学发展动态,如最新的医疗指南、医疗的科研发展成果、发展概况等。每个临床大夫要先学会虚怀若谷,在患者面前不要口若悬河,似乎天底下没有不能治的病。患者少时不要饥不择食，患者多时不要贪得无厌，有所为、有所不为总是好的。面对患者想的是疗效而不是效益，疗效是花，效益是花香，静待花开，花香自来，明白因果关系总是好的。你的所有行为，患者明白，同事知道，领导清楚，你的效益不仅仅是金钱，还有患者的评价、同事的口碑、领导的印象，心里有大格局总是好的。于平凡工作中，照顾好自己眼前的炉火，再冷也不要把火炉抱在怀里，过从容的生活总是好的。

在继承传统中医针灸手法的同时，我进行了穴位组方学方面的研究与创新。功夫不负有心人，经过多年临床针灸医学的艰苦探索和潜心研究《黄帝内经》等中医经典著作之后。1996 年，我提出了针刺"颅底七穴"治疗帕金森病的处方。运用这个处方可以慢慢让患者停用抗帕金森病药物，据我的临床统计，有效率可以达到 70% 以上。

举一个简单的病例，我院的一位外科大夫，他的一个同学去湖北武汉出差的时候，意外从山上摔下导致了脑外伤，术后患帕金森病后遗症，手剧烈地震颤，不能持物，吃饭都是他母亲来喂。通过这位外科大夫的推荐，他同学就到我这儿来做针灸治疗，经过几次治疗就能自己吃饭了，经过一个疗程的治疗就把抗帕金森病药物完全停掉了，后来再经过两个疗程的治疗，手足震颤的症状几乎消失了。我在运用"颅底七穴"这组方治疗帕金森病患者时，意外地发现"颅底七穴"对顽固性失眠、亚健康等也有良好的治疗效果。大量病例的临床效果也证明了"颅底七穴"的有效性。我在 30 余年的临床实践中，运用针灸治疗各类疾病积累了大量临床经验，不仅是对治疗帕金森病、失眠等，对内科、妇科、骨伤科等疾病也有一定的心得体会。但针灸作为技术操作的东西是需要不断实践的，用柳传志的话就是"一个简单的动作重复一万遍也就不简单了"，针灸的操作也是如此。

五、仁心，不变的初心

我在给自己学生的师训中写道，"天覆地载，万物悉备，莫贵于人。而医乃活人之术，为百技长。德者驭之，施为仁术……慈航瀚海，效躬前贤，春风浴德，德从行止，行有方，方在圣德"。

我也曾对学生说：医生是人，是有救助他人能力的人。既有这种能力就要尽其所能，不罔顾生命，不乘人之危。因此，职业本身和社会对医生行事做人提出了更高的道德要求。《说文解字》中讲："诚，信也。"医生对患者要真实不虚提供你的职业帮助，心无旁骛践行你的职业承诺。而诚和信是不一样的，《礼记·郊特牲》曰："币必诚。"就是说货币是最诚信的东西，或者说诚信就像货币一样，一分就是一分，一元就是一元。《荀子·不苟》曰："君子养心莫善于诚，致诚则无他事矣，唯仁之为守，唯义之为行。""大医精诚"是医者的箴言。

我认为，医生要精于职业技术，否则就不是好的职业人；医生要恪守职业道德，任何职业都有自己的职业道德要求，否则就会在职业中沦丧。医生是职业，有要求职业尊重和职业保护的权力，否则会在社会架构中逐渐风化而坍塌；医生是职业，有通过职业获得社会回报的权力，否则就不算是职业了。

"仁，人心也"，就要求医生要诚待职业，诚待患者。我在这几十年的临床中形成一种特色风格：你的病我能治得怎样，或者你的病我不能治，我都如实告知；我所掌握的方法中哪个疗效最肯定，最快，我就用哪个方法，不刻意追求纯中医或纯西医，哪怕是民间的，只要有效，我就用。也因此赢得了患者的充分信任和依赖。早些年我通常是早上 6：30 出诊，中午 12：30 结束，每次诊疗 200 余人次，十几年如一日，后来因病将门诊量减半，也是专家门诊最多的。有人问我有什么诀窍吗？没有，就是坚持。要一定说有窍门，那就是疗效。

临床数十载，在繁忙的医疗工作的同时，我不忘向"老少边穷"地区献爱心，足迹遍及大江南北。2004 年我带队赴藏北高原，在"世界屋脊的屋脊"——西藏那曲市，我们带着病、吸着氧为藏族同胞看病，每日接诊的患者超过 200 人。此外，我还曾赴海南腹地五指山地区、震后的雅安义诊，先后被《西藏日报》《海南日报》和《雅安日报》等媒体报道。特别是汶川地震的第一个新年，我随中央慰问团在灾区过除夕，这成为我人生难忘的记忆。2006 年，我赴贵州山区紫云格凸义诊时，资助了当地的贫困学生，获得"爱心大使"称号，这也是我诸多荣誉称号中最珍贵的一个。

初心不变，怀仁济世，首先要做明医。否则空怀仁心，而无善力，爱是一种能力。大家知道"名医"一词，而"明医"似乎少有人知。但"明医"一词近些年用得多了起来，大凡使用此名，或用作书名，或用作网名，或用作医馆名，然多不解其中深意。有释为明白之医的，有解高明之医的，还有解为"通全体学，识万国方"的全科大夫的……我认为的"明医"是《四库全书总目》中宋徽宗与大臣在庙堂之上的问答，"凡医人，一要识字，二要晓阴阳，三要通运气，谓之明医。医不识字，不晓阴阳，不通运气，谓之盲医"。

社会需要"明医"，"明医"多是理性的人，对事物本质愿孜孜以求地探索，稳健、干练、谨言、谦和、认真、逻辑清晰，有自己独特的谈吐和行事风格。

六、外交，难忘的回忆

"上以疗君亲之疾，下以救贫贱之厄"，这是医圣张仲景在《伤寒杂病论》自序中的一句话，也是我的职业道德标准。随着经济的发展，各地医疗水平不断提高，但是我国的边远地区依然存在着缺医少药的情况。作为一名共产党员，为人民服务是我的职责，因此我在工作之余总是尽可能多地参加义诊活动，虽然我的帮助也许就像汪洋大海的一滴水珠，但我还是希望能通过这种方式贡献自己的一份力量。同时，我感到非常荣幸能顺利完成国家委以我的医疗任务，有幸能为多位外国政要解除病痛，为国家重大外事活动的顺利进行保驾护航。能为"针灸外交"尽自己的绵薄之力，也算是不辱使命。

2002年5月28日中午，我接到了卫生部（现国家卫生健康委员会）的通知，让我去为一位国际友人治病。我了解到他是因为摔下马后颈椎受伤，遗留颈部神经痛和阵发性头晕，来华后口服药物未能奏效，然而当天下午还有一个重要的会面，如果不及时控制症状的话，就要取消会面，所有的访问计划都要被打乱。经过一个多小时的治疗，患者的症状已经基本消失，他非常高兴，跟我说："你看《新闻联播》的时候，可以看看我表现得怎么样。"

当天晚上我看见他神采奕奕地出现在《新闻联播》的画面上，我心里的满足感油然而生。

七、匠心，艺术的享受

王阳明说："养心莫善于义理，为学莫要于精专。"2008年，我在做《教育人生》专访时，就曾说过："针灸的最高境界就是艺术，当然每个人都有每个人的理解，我的理解就是针灸应该达到一种艺术的境界。"临床如此，教学也是如此。

联合国教科文组织已经正式把针灸列入非物质文化遗产名录，这对针灸是一种保护。针灸之所以能够被列为非物质文化遗产，我认为有以下两个原因：其一，针灸的经络理论具有特殊性；其二，针灸疗效具有独特性，内外妇儿许多疾病，通过针灸的治疗都能有所改善，甚至很多西医解决不了的问题，针灸也能部分缓解，或者起到支持疗法的作用。

面对一些反对中医的声音，我对中医是特别有信心的，我的自信来源于临床疗效，无论你怎么样质疑它，它都是有效果的。所以说，反对它也好，保护它也好，首先要看它自身有没有价值，如果说它自身有价值的话，你反对它，它也不会倒的；如果它自身没有价值，你保护它，它也不会长期存在的。

中医学本身有独特的理论体系，特别是针灸，比如说经络是得到认可的，也是客观存在的，只是我们现代科学的发展水平还没有办法解释它。我们不能陷入另一种逻辑，就是凡是现代科学解释不了的都是伪科学，本身这种理解就是不科学的，只能说现代科学理解不了。比如经络实质，现在还不能完全阐释它到底是什么，但它又是客观存在的。所以钱学森先生有一句话：经络实质的发现将会带动整个生命科学的革命。

在针灸治疗中，针刺手法是重点。《内经》有九刺、十二刺，以及开阖补泻等手法。到了明代的《针灸大成》有下针十二法和针刺八法等手法20余种。临床如何施针，使用什么样的手法，这是针灸学习者关注的问题。就单纯手法而言，我们还可以设计出更多的手法，但手法关键不在于手型手势，而在于心。俗话说十指连心，心与手密切相关，手随心动，手法即心法，如《灵枢经》所讲的"针神合一"。但这恰是针灸临床、学习和传承的缺憾。

针灸是一门艺术，虽然很难做到完美，但也应该努力追求极致。当认真去做一件事情，并投注于自己所有的精力时，会发现一切都变得不一样了。我原来扎针的时候就是完成一种技术操作，后来在扎针包括使用手法的时候，就感觉是一种艺术享受了。这是个人的一点体会，谈不上境界，别人的境界可能我们也达不到，但是对我来讲，针灸融入了我的情感，我认为它应该最终能达到一种艺术的境界。

八、衣钵，不绝于传承

我的师承源于石学敏院士，他的学识、他的处事风格都给我的针灸生涯留下了深深的痕迹。我前面讲过一些，后面我还要再讲，在这里我还要再提一下我的另一位针灸老师闫莉教授。

天津有位名老中医沈金山，就现在中医圈的人未必有几个人知道，但要说到"芒针"，知道的人会陡增。"芒针"操作所衍生的另一种针法"透刺"也为大家所熟知。沈老就是芒针和透刺的创始人。关于他的事情，都是从我的老师闫莉教授那里听到的。闫莉教授是我的另一位针灸老师，他是沈老的弟子，1964 年由单位安排做沈老的传承人，我也因此间接学得一些精要，算是承袭了沈老的部分学术精华。特别是一些透穴方法，效果颇佳，常自得意。沈老于 1968 年病逝，享年 73 岁。他 15 岁随父行医，从古九针中的"长针"得到启示，制芒针，用透穴，自成一派，编撰芒针专著并由人民卫生出版社于 1959 年出版。

到底多长才算是芒针，并无定论。沈老透穴用针短则 5～7 寸，长则两尺，听着这长度就足以让人瞠目结舌了。我见过一尺半的针，从大椎穴进针，至腰骶部。在临床用天突深刺法治疗吞咽障碍，若按沈氏可进针尺余。

芒针手法有八字要领"疏、弹、趋、动、技、巧、术、行"，我曾尝试教授两届学生练习此八法，可能是时间短的缘故，总有不尽人意之处。但能得皮毛也算是一道风景了，至少可以操作一些简单的透穴。其中有的透穴根据临床实际我做了调整，如沈老治疗面瘫用颊车透地仓。我教习学生从太阳透地仓，效果也不错。

沈老使用芒针选穴的途径主要有三方面：一是自创穴位，二是透穴，三是重点穴位。自创穴位如"颈臂穴"治臂丛神经损伤，透穴如"天窗透人迎"治头疾，重点穴位如中脘直刺8寸治疗脘腹痞满。三种途径皆常有奇效。津门多名医，而有缘将之作为自己医学启蒙之地，实属幸事！

中医重师承，向上继承和向下传承都是重要的课题。学生常问我，如何学好经典。我答："以赤子心闻花香，心内无邪，心静如水，自是雪碗冰瓯，方能盛得花露，是谓治心，然后治学。"

人生很短，如白驹过隙；瞬间很长，每一刻都能活出精彩和价值。在工作和生活之余，我时刻提醒自己不能忽视业务能力的提高。"每天进步一点点"是我对学生们的希望，也是对自己的要求。不要小瞧这句话，说起来很容易，真正能坚持下来的却很少，需要我们日复一日，持之以恒。针灸是一项古老的技艺，但同时也可以同现代多学科相结合。"最古老的"和"最前沿的"是我常常提到的。

黑格尔的《小逻辑》、恩格斯的《自然辩证法》是我最喜欢的两部哲学经典，而在中国古代哲学书籍中，我偏爱《老子》和《列子》，这些书籍不但解答了我人生的疑惑，还教会了我为人处世之道，也给我临床思维的建立提供了莫大的帮助。

在培养学生的过程中，我认为悟性最重要。针灸是一门非常古老的学问，作为文化延续至今，对于它的理解，首先要有古文学的知识，还要掌握古代哲学思想，这就要求知识的储备非常多，同时还需要有很好的悟性去领悟《黄帝内经》《针灸甲乙经》等古医籍真正的精髓实质。针灸是要临床操作的，它必须有一个熟练掌握的过程，当然最终达到炉火纯青的程度，要经过一个长期的临床实践过程，在有限的时间内，我尽量多指导学生们去操作，在此过程中纠正一些不足。

同时，自律和吃苦也是学生们成长道路中不可或缺的品质。"惊蛰"的时候，我跟学生们说，你们也该早起一会儿背背书了。但这似乎很难，中医经典背起来比较枯燥，针灸经典似乎更难，尤其背经络循行，就像一个路痴走上了西直门立交桥。一个"虫"的奋斗史从惊蛰开始，我们成不了龙，最起码也要是条虫。虫其实不是贬义词，精于此道才能叫虫。当然有的虫是可以成龙的，只要有追求，蜕变成蝶也是完美的。一个"虫"的奋斗史从惊蛰开始，老人们说春雷惊醒了蛰伏的虫，所以叫"惊蛰"。也许是北方的缘故，似乎在这个季节里没有听到过雷声，然而暖春总会如期而至，所以惊蛰在汉景帝之前叫的"启蛰"更贴切，只是为了避景帝的名讳改成了惊蛰，不过改的比较有诗意。惊蛰，一个有诗意的名字，一个有诗意的季节，我们不应再蛰伏，辜负了季节，辜负了春天！

　　我也即将退休，在接下来的日子里，想把"余温"带给我的学生们，让他们带着祖国的瑰宝继续走下去，将针灸不断传承与发展。我曾经在 2013 年给学生写过一篇"写予诸学子"的文章，"我们生命的轨迹在平行世界里交叉了，从此日子发生了改变，生活中，你中有我，我中有你，这就是缘分吧。师生虽不比父母子女、兄弟姐妹能让人感到血的热度足以维系至死不变的温情，却比诸如朋友、恋人之类的称谓更令人欣慰。因为，再好的朋友也许都会散去，再痴迷的恋人也许都会分离，而师生不会。师生没有亲情的热度，但和亲情一样久远；没有友情、爱情的迷恋，但和友情、恋情一样滋润着我们的生命。余无家学师承，且非早慧，属于扔在地里自己长的那种，如小草几经往来寒暑，感知春夏秋冬，觉悟人间冷暖。赖好奇、好学、好强，为自己赢得一点阳光雨露，逐渐被定义在成才的群落里，自己却茫然不知。好在无知者无畏，徒以导师虚名，得诸子。教学相长，渐渐地觉得自己真的成才了。时间匆匆，在指尖滑过，朱自清感觉到了，成就了一代大家。时间匆匆，在我们的针尖滑过，你们感觉到了吗？"

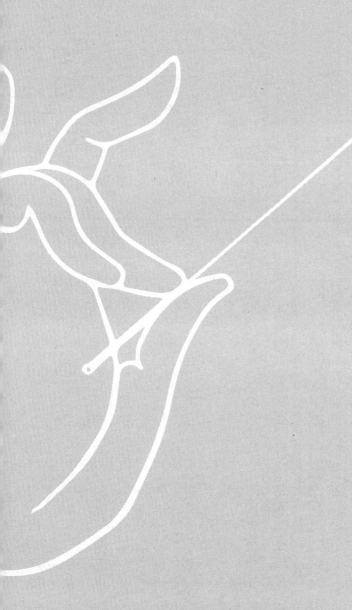

第二章

学术思想

我最早在内科工作，后专门从事神经内科，并曾在北京大学第三医院神经内科协助工作。1995 年起主持我所在医院的神经内科工作，1998 年针灸科并入我科，到 2012 年时兼任望京医院康复科主任，奉命组建我院康复科，至 2016 年因身体原因辞去康复科主任一职。因此，我的学术领域涉及了内科、神经内科、针灸科和康复科，对这些领域都有机会进行学术研究，并在其中各领域都有学术任职，这些经历使自己获益颇多。经过长达 40 年的针灸临床实践，我慢慢体会和总结出了自己的一些学术观点，指导临床实践，辐射推广，寄希望于对本专业技术领域的发展有所推动。1996 年我提出了"颅底七穴"组方，应用于帕金森病的治疗，效果甚佳，以后又进一步挖掘和拓宽该组方的适应证研究，目前该组方已广泛应用于临床，被多家临床单位研究使用。我潜心研究的改良合刺针法治疗癫痫，作为中国中医科学院第一批优势病种获得支持，并作为研究成果推广使用。此外，对于 2 型糖尿病患者的治疗，我总结出"消渴组穴"，使部分患者减停了胰岛素，相关课题论文收入中国中医科学院 50 年院庆论文汇编。此外，"针神合一"治疗理念、痿证的排刺治疗、经筋病的透刺治疗、诊治疾病的最古老认识和最新实验研究相结合的思维体系、留针意义和时限探讨、重脾胃在脑疾中的作用与地位、推崇"圣人杂合而治"的治疗理念，以及不寐从火论治等，都体现了我鲜明的学术特点。

一、治脑疾，创新"颅底七穴"

1996 年我在《中医杂志》发表论文，首次将自己多年筛选出的"颅底七穴"正式命名，用于对帕金森病的治疗。因为所选穴位风池、完骨、天柱，均双侧有穴，加上哑门穴，一共七个穴位，故命名为"颅底七穴"，没想到这一命名延续至今，为同行所认可，暂命名也就成了正式名。命名过程写在了"针刺治疗震颤麻痹 40 例临床观察"一文里，发表在 1996 年《中医杂志》第 4 期。后来，作为首都发展基金课题进行了系统研究。

1. 颅底七穴选穴和操作

（1）哑门：出自《素问·气穴论》，又名暗门。顾名思义，本穴可通经络、开神窍，以治疗失语。哑门穴属督脉，也是督脉与阳维脉的交会。督脉总督人体一身之阳，阳维脉维系一身之阳经，该穴可以看作一身之阳气的聚结点，"风从阳治"，治阳邪当从阳经，故哑门是治疗失语的主穴。另外哑门穴是回阳九针穴之一，具有回阳救逆，益脑增智的功能，可改善帕金森病患者神志异常的症状。

操作：嘱患者正坐微颌，缓慢向鼻尖方向垂直进针，针尖略向下，患者头部不得前后俯仰，并在 1～1.5 寸范围内提插 9 次。哑门穴深部接近延髓，必须严格掌握针刺的角度和深度。严格操作，禁止刺入硬膜。

（2）完骨：出自《素问·气穴论》。因位于耳后如"城郭"之完备，可以护藏神与脑，通于耳目，因此得名。《针灸甲乙经》有记载"烦心及足不收失履，口㖞僻，头项摇瘈，牙车急，癫疾僵仆"。皆似帕金森病的震颤、强直等运动障碍症状。

操作：向鼻尖进针 1 寸，使用每分钟 120 次的频率捻转手法，平补平泻 2 分钟。

（3）风池：出自《素问·热病》，别名热府。因古人多认为是"风邪窝积之所"，故名风池。《针灸甲乙经》言"癫疾僵仆，疟，完骨及风池主之"。风池穴有疏风散邪之功，是搜风之要穴，震颤为风动之表象，少阳为枢，针刺风池穴又可令少阳之邪气转输太阳而解，用风池穴具有祛风散邪之功。

操作：向对侧瞳孔进针 1.2 寸，使用每分钟 120 次的频率捻转手法，平补平泻 2 分钟。

（4）天柱：出自《灵枢·本输》。《穴名释义》曰："人体以头为天，颈项犹擎天之柱……故名天柱。"天柱为膀胱经穴位，膀胱经为巨阳，系阳中之阳，其穴又在风池、哑门之间，可以辅助加强两穴之作用。

操作：向鼻尖方向垂直进针 1 寸，使用每分钟 120 次的频率捻转手法，平补平泻 2 分钟。

2. 对"颅底七穴"治疗帕金森病的系统评价

这是我的一个首都卫生发展科研专项，研究方法分为两部分。其中文献研究包括中医古籍研究和现代中西医学文献研究。中医古籍研究是通过对现存 400 余种中医古籍的检索研究，获得与"震颤""颤证""颤振""振掉"等相关的文献，加以筛选、细化，系统总结后形成理论，以明确帕金森病的病因、病性、病机，以及针刺治疗的理论基础。中医古籍参考《中华医典》中古籍版本获得。现代中西医学文献研究是通过中国知网数据库进行检索，国外文献通过 PubMed 数据库进行检索，对获得的文献进行系统梳理，根据病因、病机、治疗的不同分类总结，并完成综述。

哑门配合风池、天柱、完骨七穴治疗帕金森病疗效评价研究：本研究完全按照世界卫生组织 1995 年颁布的《针灸临床研究规范》操作。通过对"颅底七穴"治疗帕金森病分组临床观察，就其症状改善，收集对照数据，归纳统计学意义。

（1）治疗组治疗方法：①选穴：双侧风池、完骨、天柱，以及哑门七穴，各穴位均采用解剖定位选穴。②针具：32 号 2 寸不锈钢毫针。③操作：以上穴位操作后均留针 30 分钟。④治疗周期：隔日针灸，一周 3 次，以 10 次为一疗程，3 个疗程为一个治疗周期观察研究。对正在服用抗帕金森病药物的患者，在治疗开始后的第 1 个疗程内逐渐减药，第 1 个疗程结束后完全停药，并按 Webster 评分进行评价。第 2 个疗程起单纯使用针灸治疗。

（2）对照组治疗方法：美多巴 250mg，每日 3 次，服用 9 周。与治疗组同期观察疗效指标。

（3）观察指标：分别于治疗前后进行症状评分观察。西医认为本病是一种慢性进展性疾病，无法治愈。目前国内乃至国际对帕金森病的研究，其疗效主要是以临床症状改善作为评价标准，因此，本研究以国内主要采用的改良的 Webster 评分进行评价。

（4）数据处理：对以上观察进行数据处理，归纳统计学意义。

（5）追访：疗程结束后对 2 组病例进行 2 次追访，并按 Webster 评分进行评价，统计 2 组治疗 1 年内帕金森病发展情况并加以对比。

（6）疗效评价标准：采用国内改良的 Webster 评分，共有十大症状，评价疗效。①临床控制：症状体征消失或基本消失，疗效指数≥90%。②显效：症状体征明显改善，70%疗效指数<90%。③有效：症状体征均有好转，30%≤疗效指数<70%。

（7）观察对象：按国内采用改良的Webster评分筛选，以轻症患者和中等程度患者为研究对象。

本研究通过对哑门配合风池、完骨、天柱组穴治疗帕金森病的临床随机对照研究，得出结论："颅底七穴"可以明显改善帕金森病患者的临床症状，其临床疗效评价优于常规西药的应用；对于缓解帕金森病本身运动缓慢、运动不能、肌强直、震颤等症状的改善作用不差于甚至优于常规左旋多巴类药物；而且该针刺疗法可以一定程度上消除或减少西药的副作用及帕金森病患者失眠、便秘等并发症；其治疗远期疗效显著，可大大提高患者生活质量。

3. 对帕金森病的认识

帕金森病又名震颤麻痹，由Parkinson于1817年首先描述，是一种常见的中老年神经系统变性疾病，病因可能与年龄、环境、遗传等因素有关，主要病变与黑质细胞变性及有关神经递质的减少相关。随着帕金森病的危害日益增加，世界卫生组织确定每年的4月11日为"世界帕金森病日"。帕金森病西医尚无较好的治疗手段，作为一种缓慢进展性疾病，最终可使患者丧失生活能力，给个人、国家、社会带来沉重的经济负担。故中医治疗本病逐渐受到人们的重视，而针灸因其疗效较好，逐渐成为治疗本病的重要疗法。

针灸治疗本病，诸家各有所长，我结合多年临床经验，筛选出"颅底七穴"作为治疗本病的基本穴位，收到了较满意的疗效。从上述研究中可以看出，针刺治疗组疗效明显优于西药对照组，且其复发率较对照组明显降低，1年随访终末总疗效较对照组具有明显优势。

《素问·脉要精微论》云："头者，精明之府。"张介宾注："五脏六腑之精气，皆上升于头。"头是经气汇集的重要部位，故治疗该病头部穴位的选取可直达病所。本病虽然从本虚标实立论，但临床表现以震颤为基本特征。阳邪主动，故震颤不能自持当首先责之于阳。动阳之因甚多，邪盛可以动阳，故风火痰瘀历来被学者们认为是本病的重要病因，是标实的具体体现。

阴虚不能制阳，阳盛为邪是动阳的另一重要因素。"颅底七穴"组方寻因而设，疗效彰然。

另外，我曾经对针刺治疗帕金森病的机理做过一些研究，认为其与一些神经介质如多巴胺、乙酰胆碱、γ-氨基丁酸等的变化有关，该类研究更利于针刺疗法的推广，有待进一步探索。

需要特别指出的是以王永炎院士为代表的现代脑病专家认为，本病为本虚标实，本虚责之于肝肾亏虚，标实主要是风、火、痰、瘀，并以此辨证论治。宋代陈无择在《三因极一病证方论》中指出"上气不守正位，风火相乘，故手招头摇"，为本病的治疗提供了另一条重要思路。

随着"颅底七穴"的影响不断扩大，对其研究不断深入，适应证随之拓宽，并将其作为高血压、脑供血不足、颈椎病等多种疾病的基础穴位，亦取得了较好的效果。这些疾病均产生脑部相关症状，可以推断，该组穴具有改善颅底临近部位动脉血供和改善调整神经递质的双重作用，有待进一步研究。

4. "颅底七穴"对针灸适应证的拓展

（1）"颅底七穴"与头针的区别："颅底七穴"位置虽然分布在头后侧枕部一带，与头针疗法国际标准线枕上正中线及枕下旁线相近，但与其有着本质的不同。"颅底七穴"治疗是以中医基础理论及传统腧穴理论为指导，有别于头针疗法通过刺激头皮表面相应的投射区达到疗效的原理。"颅底七穴"从传统中医角度治疗帕金森病，是传统针刺理论的创新应用。

（2）"颅底七穴"与体针的区别："颅底七穴"与体针都是以中医传统理论为指导进行治疗。体针疗法的核心是辨证论治，以个体证候为纲，临证配穴为其要点。"颅底七穴"的立穴之本则是辨病论治。辨病论治与辨证论治之间的关系及在治疗本病中的应用将在后文着重探讨。因体针需要灵活辨证论治，所以施术者辨证水平及治疗时患者所处的证候状态，对治疗效果起着至关重要的作用。

我认为，虽然体针治疗帕金森病确实有效，但其理论复杂，运用难度大，配穴众多，难以推广是其不可规避的缺点。"颅底七穴"少而精，而且位置固定，掌握要领后，简单易行。经临床研究证实有较好的疗效，值得推广使用。

另外，我在临床观察发现"颅底七穴"不仅能治疗帕金森病，对很多以头部症状为主要表现的疾病，如"眩晕""头痛""不寐"等均有很好的疗效。我遇到帕金森病患者的机会较少，但是眩晕、头痛、不寐等疾病却是临床常见的病种，"颅底七穴"不失为一种值得深入挖掘和推广的治疗方法。

二、克癫痫，改良合刺针法

为了取得更好的临床疗效，挖掘古针法是我的重要工作，其间对古合刺法进行了改良，应用于癫痫患者的治疗，取得了很好的疗效，并成为"中国中医科学院第一批优势病种"项目，获得资金支持，推广辐射。

1. 关于合刺的若干问题

合谷刺，又名"合刺"，但非刺合谷穴也。《说文解字》说"合，合口也"，本义指"闭合，合拢"。《素问·气穴论》指出"肉之大会为谷，肉之小会为溪，肉分之间，溪谷之会，以行荣卫，以会大气"。"溪谷"即肢体肌肉之间相互接触的缝隙或凹陷部位，为经络气血输注出入的处所，故"合刺"有调经气之意。合谷刺是《内经》五刺之一，《灵枢·官针》云："合谷刺者，左右鸡足，针于分肉之间，以取肌痹，此脾之应也。"属于"五刺以应五脏"的刺法。即选穴进针后，退至浅层又依次再向两旁斜刺，形如鸡爪的分叉，故此为名。

历代医家对于合谷刺的操作多有独到的认知和发挥，主要有多针刺和一针多向刺两个观点。《医学纲目》中明确指出："鸡足取之，正入一针，左右斜入二针，如鸡之足之爪也。"《类经》曰："合谷刺者，言三四攒合，如鸡足也，邪在肉内，其气广大，非合刺不可。"上述均认为合谷刺为多针刺。一针多向刺也有理论基础，"刺肌痹，无伤卫""病在肉，调之分肉"，通过针体在肌肉层内运动以达到治疗目的。《儒门事亲》中提到"用《灵枢》中鸡足法，向上卧针，三进三引讫，复卓针起，向下卧针"。此为一针多向刺之解。《刺法灸法学》对合谷刺的刺法解释是这种刺法是在肌肉比较丰厚处，当进针后，退至浅层又依次再向两旁斜刺，形如鸡爪的分叉，"肉之大会为谷"，故称合谷刺。现多采用的是一针多向刺，即先将一根针直刺至穴位肌层深处，提插行针，使之得气，然后退至浅层，分别向左右两旁斜刺。

合谷刺的刺激面较大，刺激力强，属于重刺法，针感可向多方向传达，具有镇静、解痉、止痛之功，可以改善疼痛局部的血液循环和代谢，松解经筋韧带的粘连，解除挛缩，使气血运行通畅。合谷刺法还可以发挥透穴刺法的作用，从而达到取穴少、针感强、疗效好的目的。

合刺法在临床应用中以治疗"肌痹"为主，主要包括面瘫、颈椎病、肩周炎、腰椎间盘突出症、筋膜炎等，并取得了良好的效果。我在临床中将改良合刺法运用到癫痫、失眠等神经系统疾病的治疗中，取得了控制或缓解症状，复发率低，生活质量明显改善的显著疗效。

传统合刺法为一针多向分步操作，过程复杂，对手法要求较高，我在长期临床摸索中根据传统合刺针法的意旨，进行了改动而成了改良合刺针法，并用之临床，收效甚好。改良合刺的具体含义即当穴位前后左右4个方向斜刺，每一个方向各留1支针，一穴四针，留针行气。该法操作时，要点是进针深度及行针手法，如对百会穴操作，当百会前后左右4个方向斜刺进针1寸，每一个方向各留1支针，一穴四针，留针行气。

2. 改良合刺针法治疗癫痫的评价

西医学认为癫痫是一组由不同病因引起的，脑部神经元高度同步化，且常具有自限性的异常放电所导致的临床综合征。相同类型的癫痫，每个患者的症状表现也不一样，但所有类别的癫痫都是以发作性、短暂性、重复性、刻板性为共性的中枢神经系统功能失常为特征的综合征。发作性即突然发生，迅速恢复，间歇期正常；短暂性即每次发作持续数秒或数分；重复性即不定期有多次反复发作；刻板性即每种类型或每个患者的每次发作表现几乎一致。

临床主要表现为突然意识丧失，甚则仆倒，不省人事，强直抽搐，口吐涎沫，两目上视或口中发出类似猪羊叫声等症状，移时苏醒，轻者醒后仅出现头晕头痛或疲乏体倦，饮食起居如常；若发作频繁，病情长久者，发作过后则会出现体弱健忘、神志痴呆，不耐劳累等。发作前可伴眩晕、胸闷等先兆。

癫痫在中医学属"痫证"范畴,《内经》中称为"癫疾",亦称"颠疾",内容包括精神异常的"癫狂"。至隋唐以后,癫、狂、痫逐渐明确为三个不同的病证。而癫痫这个病名首见于《备急千金要方》。中医经典中对癫痫的病因阐释可简单概括为风、痰、惊、食、瘀、虚,尤以痰作祟最为重要。《丹溪心法》言"痫症无非痰涎壅塞,迷闭孔窍",指出癫痫发生是痰涎瘀结心膈所致的。中医学治疗此病,根据不同的病因,主要以定痫息风、豁痰开窍、清心泻火、活血化瘀、育阴潜阳、扶正固本等为法。

西医学治疗此病,主要用苯妥英钠、卡马西平、苯巴比妥等药物,但这些药物的副作用被越来越多的临床医生所重视。故而验、简、廉的针刺疗法应用日益广泛,采用穴位组方改良合刺针法,是我经长期临床实践筛选优化形成的,并经过了大量临床实践认证,具有较好疗效,大大减轻了患者痛苦。以下是作为中国中医科学院第一批优势病种,我对改良合刺针法治疗癫痫进行了系统评价。

该评价主要通过运用生活质量评价量表辅以神经电生理检查评价癫痫治疗效果,使本研究结果得以量化,完全按照世界卫生组织1995年版的《针灸临床研究规范》操作,有利于与国际接轨。本研究通过对改良合刺针法治疗癫痫的临床随机对照研究,可以得出结论:改良合刺针法治疗癫痫临床疗效较好,与西药相比同样具有较好的临床疗效,可以很好控制该病的发作。并且与常规西药苯妥英钠治疗相比具有显著优势,其复发率低,副作用少,患者依从性好;远期疗效优于西药对照组,为临床治疗癫痫提供了简便有效的治疗方案,避免了西药治疗途径的单一性、治疗作用的局限性和抗痫药物的依赖性及毒副作用。

改良合刺针法的中医优势分析及评价:癫痫是由多种病因引起的慢性脑功能障碍综合征,是由大脑神经元异常放电引起的,发作具有突然性、反复性和自然缓解性等特点。目前国内患癫痫的总人数估计已达900万人,流行病学资料显示,一般人群的癫痫发病率为50/10万~70/10万,患病率约为5‰,每年新增65万~70万人。癫痫是神经系统疾病中仅次于脑卒中的第二大常见疾病。癫痫目前的西医治疗方法主要为药物治疗,如卡马西平、苯妥英钠、丙戊酸钠等。应用西药治疗癫痫需长期服药,且其副作用较多。药物的选择主要取决于痫性发作的类型,也要考虑药物的毒性。口服药量均自低限开始，如不能控制再逐渐增加。有些药物初服时反应较大，更需先试小量，增量无效则撤换或加给第二种药物。撤换时不可突然停止，否则容易引起癫痫持续状态；须在 3～5 日内递减，同时递增第二种药物。在效果不够满意或单一用药副作用太大时，可以合并使用第二种药物。

我的这项研究是应用纯中医方法对癫痫进行治疗的临床研究。改良合刺针法治疗癫痫是课题申请者经长期的临床筛选、优化组合而成的，相对于目前中西医疗法，疗效更加显著，同时避免了西药的毒副作用。通过研究显示，单纯的针刺治疗，对于轻中度癫痫可以起到良好的控制作用，其临床疗效与西药治疗相当，且无毒副作用，花费小，简便易行，可操作性强，患者容易接受，可以作为一种优于西药的治疗手段予以推广应用。本研究通过严格的随机对照前瞻性研究得到结论，为针刺治疗癫痫提出了现代科学依据，为这一世界性多发病、疑难病提供了有效、方便、低廉的治疗方案，形成了优势病种。

3. 改良合刺针法治疗癫痫的具体方案

（1）选穴：主穴为百会，双侧风池、完骨、神门。

（2）选穴依据：百会属督脉，是督脉与诸阳经交会穴。督脉贯脊上行，分支络肾贯心，总督人体一身之阳，百会处于颠顶，又名"颠上"，为百神汇聚之穴，有重镇安神、息风解痉、回阳救逆、升清降浊之效。风池是足少阳胆经与阳维脉之交会穴，完骨为足少阳胆经与足太阳膀胱经之交会穴。交会穴具有一穴治多经的作用，穴精效宏。风池位于脑后髓海之下，乃风邪汇集入脑之要冲，针之可息风潜阳、醒脑宁志、开窍益髓、祛邪通络，为祛风之要穴，无论外感风邪，还是肝风内动，皆可取之。完骨善息风益脑，还可清解阳热，壮水之主，强健骨骼。神门为心经腧穴和原穴，为心气出入之门户，因善治神志病而得名，取之可安神宁心定志。

（3）随症配穴：痰火扰神辅以丰隆、公孙；血虚风动辅以血海、足三里；风痰闭窍辅以水沟、大椎；瘀阻脑络辅以关元、气海；心脾两虚辅以阴陵泉、太溪；肝肾阴虚辅以涌泉、丘墟。

（4）操作：①百会：改良合刺法，进针 1 寸（改良合刺针法，向穴位前后左右 4 个方向斜刺，每个方向各留 1 根针，一穴四针，留针行气）。②完骨：进针 1 寸，针尖向鼻尖。③风池：进针 1.2 寸，针尖向对侧眼睛。④神门：进针 0.3 寸，刺中即止，留针候气。⑤太溪、足三里：进针 0.5 寸。⑥风池、神门：采用捻转手法，以 120 次 / 分，捻转 2 分钟；太溪、足三里：采用补法，其余配穴均用平补平泻法。上述穴位施用手法后，均留针 30 分钟。治疗周期：隔日针灸，一周 3 次，6 次为一个疗程，连续治疗 3 个疗程。

（5）体会：①癫痫发病机制非常复杂，其本质是中枢神经兴奋和抑制的不平衡，确切的发病机制目前尚不完全清楚。中医认为癫痫的发生与先天因素、惊恐劳伤过度、饮食不洁、患他病之后、脑部外伤、情志失常等有关，导致脏腑功能失调，风、火、痰、瘀蒙蔽清窍，扰乱神明所致。其病理性质主要是本虚标实。所以在治疗方面首先应辨标本虚实，发作期应注重化痰息风、开窍定痫，间歇期应以平顺气机、调节脏腑阴阳为主。②通过对改良合刺针法治疗癫痫的临床随机对照研究，结果表明：改良合刺针法治疗癫痫疗效显著，并可以提高患者生活质量，该组方取穴精简，易于操作，为临床治疗癫痫提供了简便有效的治疗方案，避免了西药治疗途径的单一性、治疗作用的局限性及抗痫药物的依赖性及毒副作用。

三、治消渴，组方"消渴组穴"

"消渴组穴"是我在临床中总结出的又一个针灸穴位处方，用于 2 型糖尿病的治疗，使一部分患者减停了胰岛素，曾经作为中国中医科学院院级课题研究，相关论文被《中国中医科学院 50 周年院庆论文汇编》收录。

1. 对病因病机的认识

医家普遍认为消渴主要病机是阴津亏损，燥热偏盛，以阴虚为本，燥热为标。明代张景岳提出"盖消者，消烁也，亦消耗也，凡阴阳血气之属日见消败者，皆谓之消，故不可尽以火证为言"。历代医家也提出从脾、胃、肝、痰、瘀、湿等方面论治的不同思路。我认为现代人消渴之"阴虚燥热"背后的根本病机是五脏元气亏虚、阴阳失调。"阴虚"实指五脏元气（阴气）敛藏功能不足，而致命门之火不旺，从而六腑运化水谷津液失常，导致阴津不足或输布失常；"燥热"实指因阴气敛藏不足，而致五脏元阳之气浮越于外的表现。具体是上焦心肺元阳之气浮越于外则表现为上消诸症，中焦脾胃元阳之气浮越于外则表现为中消诸症，下焦肝肾元阳之气浮越于外则表现为下消诸症。三消之症可单独出现也可相互并见、相互影响。

2. 五脏病变与消渴及其并发症

中医古籍中有关五脏与消渴病关系的论述颇多，如《灵枢·五变》曰："人之善病消瘅者，何以候之？少俞答曰：五脏皆柔弱者，善病消瘅。"消瘅即今之消渴病。《外台秘要》谓："三消者，本起于肾虚。"《医学纲目》言："肺病则津液无气管摄，而精微者亦随溲而下，故饮一溲二，而溲如膏油也；筋骨血脉，无津液以养之，故其病渐成形瘦焦干也。"《临证指南医案》曰："心境愁郁，内火自燃，乃消渴大病。"《医学真传》谓："消症生于厥阴风木主气，盖厥阴下水而上火，风火相煽，故生消渴诸症。"《医学衷中参西录》言："消渴之证多由元气不升。""迫至病累及于脾，致脾气不能散精达肺则津液少，不能通调水道则小便无节，是以渴而多饮多溲也"。我认为五脏病变与消渴的发病关系密切，在此基础上夹湿、夹瘀、夹痰、气滞等是其多种并发症及久治不愈的病理基础，可在病变发展过程中相继出现或并存，且相互影响、互为标本，最终致五脏元气亏虚、阴阳平衡失调，阴阳互损发为消渴。

读中医经典我们发现，关于胰脏形态、位置、生理作用的描写很多，脾作为解剖学单位包含西医学的脾和胰脏，胰脏在《难经》中称为"散膏"，有"主裹血，温五脏，主藏意"之功能，且"脾主四时"。因此，结合现代研究针刺治疗消渴实为治本之法。我提出在益气养阴、泄热存阴治法的基础上，以扶助五脏元气、调整阴阳平衡、四时调脾为治疗消渴之正法。针刺取穴以任督二脉及阳明经传统补穴为主，重视"脾主四时"，调脾以求标本兼治。五脏元气充盈，先后天之本强固，四时脾旺则三消之症可愈，多种并发症可平。

3. 针刺取穴及操作方法

（1）消渴组穴：素髎、中脘、关元、气海，双侧曲池、合谷、上巨虚、下巨虚、足三里、内庭、三阴交、太溪等为主穴。

素髎为督脉经穴，位于鼻尖，古亦称面正，中立不倚，为人阴阳之始，针刺可整体调节人体阴阳平衡。太溪为肾经原穴，具滋肾阴、补肾气、壮肾阳之功。关元为任脉与肝、脾、肾经的交会穴，系命门真阳，乃补益全身元气要穴。气海处在人体之中央，是五脏真气生发之源。中焦脾胃为气血生化之源，足三里、上巨虚、下巨虚是多气多血的胃经腧穴，配合任脉之中脘调理脾胃、补中益气、扶正祛邪。脾为后天之本，三阴交为脾与肝、肾经的交会穴，可健脾益血、调肝补肾，令四时脾旺则人不受邪。合谷、曲池、内庭清热活血祛瘀。组穴中太溪、三阴交、足三里既可益气养阴，又可健脾助运、化痰祛浊、活血化瘀，为治疗消渴多种并发症最为简易有效的组合。

（2）操作方法：上述组穴均采用解剖定位，均予直刺，其中曲池、合谷、上巨虚、下巨虚、足三里、内庭、三阴交、太溪进针1.2寸，并以每分钟120次的频率捻转1分钟。中脘、关元、气海进针1.5寸，用提插补泻之补法，施术1分钟。素髎直刺0.3寸，不使用手法。以上穴位操作后均留针30分钟，隔日1次。针刺治疗期间据血糖水平逐渐减停各类降糖药物，完全减停降糖药物后改为每周2次，治疗4周。后于"脾主四时"之际，即分别在立春、立夏、立秋、立冬前18天针刺治疗6次。同时配合适量运动，控制饮食，调畅情志。

4. 病例介绍

患者，男，71岁，2012年5月2日初诊。2006年突发脑梗死于北京某医院住院，检查发现餐后2小时血糖25.06mmol/L，空腹血糖17.4mmol/L，遂予胰岛素治疗。出院后坚持胰岛素治疗，控制饮食，适量运动，血糖控制不佳，建议加用口服降糖药物治疗，患者惧怕药物不良反应，遂至针灸门诊就诊。刻下症见口干，消瘦，尿频，视物模糊，乏力，舌质淡，苔白腻，脉沉。空腹血糖15mmol/L，糖化血红蛋白7.2%。针刺消渴组穴8次后开始减胰岛素用量，21次后完全停药，诸症好转，空腹血糖控制在5.0～6.3mmol/L。患者坚持四时之际针刺治疗，随访2年血糖水平控制平稳。

患者，女，65岁，2013年3月19日初诊。诊断为2型糖尿病10年，药物配合胰岛素治疗。降糖方案几经调整，血糖仍控制不理想，且出现糖尿病视网膜及周围神经病变。刻下症见消瘦，口干，多饮，多食，视物模糊伴有闪光感，双下肢怕凉，皮温下降，感觉减退，舌质暗红，苔白腻，脉弦滑。针刺消渴组穴 10 次后开始减胰岛素及口服降糖药用量。28 次后完全停药，尿糖阴性，血糖、糖化血红蛋白均在正常范围内，余遵上述方案治疗。随访 1 年余未再服药，并发症亦逐渐消失。

众医家对于消渴病因病机的认识及辨证论治的思路颇多，导致针灸选穴纷繁且各成一家。我认为"阴虚燥热"背后五脏元气亏虚、阴阳失调是该病的根本病机，经数十年临床总结筛选、优化组合形成了这组标本兼治且简便效佳的经验穴，亦遵从了世界卫生组织《针灸临床研究规范》针灸选穴四大依据之穴位处方学要求。并对其进行了相关临床课题研究，初步探讨和总结了在治疗消渴方面的优势，即能有效降低高血糖，对改善消渴患者特异性症状临床疗效良好，安全稳定且复发率较低，力求形成固定处方以便于交流推广，造福广大患者。

四、重针法，强调"针神合一"

有个理论叫"针神合一"。针灸时，必须抓住"神"，包括患者的"神"和医生的"神"。患者的"神"就是要患者静心，心静神归，这样气息就能平和，当气息平和，血液流动等身体的积极因素就会调动起来。对于针灸医生而言，扎好针灸，要"必一其神"，把神集中在一个点上，"令志在针"，用心在针尖上，细心体会针感，这样才能做到"针神合一"。《素问·宝命全形论》曰："凡刺之真，必先治神，五脏已定，九候已备，后乃存针。"针刺前，医生要专心致志，聚精会神，关注患者的精神状态、脉象变化、五脏虚实情况，在众多复杂的症状中抓住主要脉症，审证虚实，再考虑如何用针。王冰将此处"治神"注译为"专其精神，寂无乱动，刺之真要"，同样强调的是要治医者之神，这是诊断准确、治疗取得佳效的前提和保证。

针神合一的同时要做到守神。治疗中，医生必须做到全神贯注，态度认真。《内经》曰"必一其神，令志在针"，指的是施术时要神思专一，细心观察神气变化，体会针下感应。这时要嘱意调神，采取相应的针刺手法，使气至病所。

调患者之神。这是需要我们引导的，从患者的呼吸到意念，使之心静平和，气血不乱，患者脏腑安和，气血调畅，鼓舞正气，以克邪气。针刺时治医者之神固然重要，但是调治患者的精神和机体状态，取得患者配合同样是治神的重要内容，患者只是疾病的载体，我们共同应对的是疾病。

《针灸大成》说："医者之心，病者之心，与针相随上下。"通过交流达到医者和患者的两神相互感应，医者调节患者之神，从而治疗疾病。《素问·针解》曰："必正其神者，欲瞻患者目，制其神，令气易行也。"针刺时要等患者的情绪平稳，医生要与患者有目光接触，控制患者的注意力，使其神情贯注，做到针神合一，从而使经气容易按照针刺调度的方向运行，才能获得好的疗效。

五、痿证，取针排刺

《内经》讲的"治痿独取阳明"已经成为临床的一大治则，并被广泛研究和解读。我通过几十年的临床证实"治痿独取阳明"大法没错，关键是如何取。

我科曾收治过一名截瘫的患者，腰椎粉碎性骨折，下肢截瘫，大小便失禁，我取足三里至下巨虚排刺，两周后患者感觉系统恢复，月余运动功能恢复。虽是个案，但已具备一定的研究价值。

不论是截瘫还是单肢痿废，只要是肌肉运动有问题，我都以排刺为首选。就是面瘫也以排刺为佳。面瘫取颊车至地仓排刺，具体方法是以地仓与颊车中点为标记，再取中点等分，这样颊车和地仓之间等分后加了3针，疗效大为提高。

六、经筋，法以透刺

1. 经筋和"维筋相交"

经筋是经络系统的重要组成部分，因其重要的生理作用，现在被越来越多的临床工作者重视。一方面，对于经筋罹患疾病的认识越来越深入；另一方面，以经筋理论为指导，为许多疾病提供了新的治疗途径和方法。如以"筋束骨"为原则指导对骨伤科疾病的认知；如铍针、长圆针、小针刀的挖掘创新等。

而在经筋理论中，又以"维筋相交"的理论对于神经内科领域影响最大。"维筋相交"最早出自《灵枢·经筋》中对足少阳经筋的描述，曰："足少阳之筋，起于小趾次趾，上结外踝，上循胫外廉，结于膝外廉。其支者，别起外辅骨，上走髀，前者结于伏兔之上，后者结于尻。其直者，上乘䏚季胁，上走腋前廉，系于膺乳，结于缺盆。直者，上出腋，贯缺盆，出太阳之前，循耳后，上额角，交巅上，下走颔，上结于頄。支者，结于目眦为外维。其病小指次指支转筋，引膝外转筋，膝不可屈伸，腘筋急，前引髀，后引尻，即上乘䏚季胁痛，上引缺盆、膺乳、颈维筋急。从左之右，右目不开，上过右角，并跷脉而行，左络于右，故伤左角，右足不用，命曰维筋相交。"

上学的时候，就维筋相交问题，恩师石学敏院士讲了整整一堂课的时间。并从维筋相交讲到"巨刺"和"缪刺"，以及临床的指导意义。也因此提高了我对维筋相交理论的兴趣和关注，并将其应用于临床多种疾病的治疗。

（1）治疗吞咽障碍的过程中，以"维筋相交"为指导，根据症状辨证调整左右太溪穴，配合天突深刺，获取最佳疗效。

（2）在偏头痛的治疗中，除局部取穴外，以左右足窍阴穴辅以治疗。

此外对于经筋病的治疗，注重经筋循行分布对人体生理及病理的影响，解决疑难案例。如周围性面瘫久治不愈的患者，将上眼睑和下眼睑的经筋按归属分支，上眼睑不能动的重取太阳经筋，下眼睑不能动的取阳明经筋。主要理论来源就是《黄帝内经》。《灵枢·经筋》曰："足阳明之筋……上夹口，合于頄，下结于鼻，上合于太阳。太阳为目上冈，阳明为目下冈；其支者，从颊结于耳前……急者，目不合，热则筋纵，目不开，颊筋有寒，则急引颊移口，有热则筋弛纵缓不胜收，故僻。""足少阳之筋……上额角，交巅上，下走颔，上结于頄。""手少阳之筋……其支者，当曲颊入系舌本；其支者上曲牙，循耳前属目外眦，上乘颔，结于角。""手阳明之筋……其支者，上颊结于頄。"

2. 经筋病宜透刺

透刺法早在《黄帝内经》中已有相关记载，后至金代窦汉卿所著《针经指南》首载"一针两穴"刺法，至元代王国瑞在《扁鹊神应针灸玉龙经》中首次提出透穴刺法。透刺法不仅减少了多次进针给患者带来的痛苦，而且还可以交通临近经络之气血，效果常优于同时取两穴。

近现代透刺法起于津门名医沈金山先生，沈老治疗面瘫以太阳透下关。我常选用患侧太阳穴透刺地仓穴。在太阳穴处常规消毒后，以3寸长针平刺进针，针尖指向地仓穴，另一只手按压患者皮肤感受针尖位置，到达地仓穴后停止进针，以得气为度，不需另行手法，我在临床上发现，对于重证面瘫和面瘫经久不愈者尤有良效。

七、围刺治疗带状疱疹

唐代钱翊在《江行无题一百首》诗中说"土旷深耕少，江平远钓多"。于针灸针法而言，确实少人深耕。这里，我们深耕一下"围刺"。

针灸是通过对体表穴位的各种物理刺激，达到调整经络气血，激发人体产生各种内源性反应的作用，从而实现治疗疾病的目的。不难看出，针灸靶点是集中在一个点上，而不是一个面上。所以一般穴位英文翻译是 point，或 acupuncture point，或 acupoint。但"围刺"不一样，它是对区域范围内的刺激，不是从事专业针灸的人恐怕对这种针刺方法了解不多。它的使用对某些皮肤病变，或一些皮下组织病变有较好的疗效。而它的理论源自经络系统中的"十二皮部"，而十二皮部的理论及其应用常被临床医生所忽视，所以用的人不多，即使有人使用，大多也只是学得一二，照葫芦画瓢，知其然而不知其所以然。下面我以治疗带状疱疹为例，讲一讲围刺，讲一讲其"所以然"。

带状疱疹，中医学称为"蛇串疮"，也是我们常说的"缠腰龙"。这个病首次出现在《诸病源候论》中，曰："甑带疮者，绕腰生。此亦风湿搏血气所生，状如甑带，因以为名。"《医宗金鉴》言："缠腰火丹……其间小疮，用线针穿破。"中医认为其病因病机为风湿与气血相搏，肝经火毒蕴积，或夹风邪上窜头面，或夹湿邪下注，火毒炽盛者发于躯干，所以带状疱疹可以出现在头面、胸、腰、下肢等部位。

带状疱疹从西医学角度讲，是由病毒感染引起，病毒从神经根移向皮肤发病；而外周神经在皮肤表面是区域分布而发挥作用的，这也就是为什么带状疱疹发病是一片一片的，有时"串着走"。而这种区域性分布或者说投影，与中医经络学说的"十二皮部"极相似，甚至有时候是重叠的，这对我们理解十二皮部，进而理解古老的经络理论可能会有所启发。就带状疱疹临床表现看，有时是按神经区域投影走行，但有时是按经络的皮部走行，其中原理有待进一步研究。

西医治疗带状疱疹多以抗病毒药如阿昔洛韦，加上促神经细胞代谢药如腺苷钴胺、复合维生素 B，以及解痉药卡马西平等为主要治疗手段。此外，也有用干扰素的，主要还是以抗病毒为目的。而中医多从肝胆湿热或风热瘀毒辨证施治。

带状疱疹的药物治疗，常常会留有神经痛的后遗症，针灸对神经痛有极大的优势。而我认为使用围刺效果当是最好的，这也是我在数十年来讲针灸时，于统编教材常规治疗外，重点讲述和推介的。

围刺，是一种在病变部位周围进行包围式针刺的方式，多用于皮下可触及的癥瘕积聚，如皮下肿块、腱鞘囊肿、脂肪瘤等，或用于局灶性皮肤病变。

有人认为围刺法源于《灵枢经》，在《灵枢·官针》中提到："扬刺者，正内一，傍内四，而浮之。"认为围刺起源于扬刺，这种说法不免牵强，扬刺类似于合刺，针向相反，是对一穴为靶点的刺激。不过"正内一"，对于我改进围刺确有启发之处。还有说围刺缘于豹纹刺，同样是文出《灵枢·官针》，曰："豹文刺者，左右前后针之，中脉为故，以取经络之血者。"豹纹刺貌似围刺但神不似，豹纹刺是刺络放血的方法，后人还有演绎成刺络拔罐的，是络刺的一种。而围刺理论依据是皮部。

数十年的围刺临床应用，我对围刺手法有些自己的心得，做个总结，希望会对使用者有些帮助。我认为"围刺"不是"围殴"，要围而不乱，围而不漏，围而不固，围而不散，击其一点，邪去围散，截不留贼。

（1）围而不乱：就是说我们取穴进针方向、深浅、间距不能杂而无序，参差如蓬蒿，针乱则气乱，常欲使病反甚。

（2）围而不漏：围针的间距没必要过密，但也不宜过疏，一般位于躯干部位大的病灶以 1.5 寸为间隔，位于四肢的病灶以 0.5～1 寸为间隔，这主要是由经络特性和皮部分布特点决定的，如研究表明经络在体表反应区域一般在左右 3cm 范围。

（3）围而不固：是把握进针方向，围刺进针不是皮部垂直进针的直刺，围刺进针宜向心"平刺"，如肿块的治疗，针应从底部平刺进入。围的目的不是隔离，简单的隔离会直刺引邪入内，使邪聚益固。

（4）围而不散，击其一点：就是围刺之后对病灶中心部位针刺，用泻法，《灵枢·九针十二原》讲"虚则实之，满则泄之，宛陈则除之，邪胜则虚之"。同时病灶中心的进针与周围的围刺容易形成电生理效应。这一点我是受"扬刺"的启发，在原来围刺的基础上加上的。

（5）邪去围散，截不留贼：针对带状疱疹的治疗，在皮肤破损期使用围刺，但于后遗症期，我总结出了另一种针刺方法，对于解决疼痛后遗症似有价值。我称其"截法"，此法用于神经痛后遗症病史达两年以上的也有一定疗效。简单的描述就是病灶首尾进针和中点进针，我取名叫"端截"和"腰截"。"截法"还可不以病灶为靶点取，而以六经皮部分布方向取针刺截点，这个问题我将另篇讲解。

我的一个台湾学生说，"老师，您这个取穴方法可以叫乾坤镇三山"。而且在他的跟师笔记里还画了一个图。另一个台湾学生说叫"蛇针"好，三针切中要害，打蛇打在七寸上。其实，叫什么无所谓，关键是能够领会核心要旨。

带状疱疹容易出现后遗神经痛，多发生于带状疱疹病毒感染后，有流行病学调查显示，10% 的患者疼痛时间超过一个月，如得不到及时治疗或治疗不当，疼痛可在疱疹消失后仍然存在，有的病例疼痛甚至长达数十年。还有研究认为，后遗神经痛与发病年龄有关，40 岁以下的患者很少发生，60 岁以上的发生率为 50%，70 岁以上的发生率为 75%，有 10%～25% 的后遗神经痛患者疼痛可持续超过一年。

关于带状疱疹后遗神经痛的发病机制研究并不明确，有专家认为可能是病毒复制损坏了神经，引起神经元功能紊乱，异位放电，外周及中枢敏化，从而导致疼痛。这种疼痛可呈间断性或持续性，而且性质也是多种多样的，可为烧灼样、电击样、刀割样、针刺样或撕裂样。目前临床在控制疼痛和缩短病程方面缺乏短期解决方案。因此带状疱疹后遗痛会严重影响患者的生活质量，增加患者焦虑、抑郁的可能。我们可以发挥针灸优势，但在针治带状疱疹的同时，应兼顾抗抑郁、抗焦虑，疗效会更好。

八、留针的意义和时限的探讨

将针刺入腧穴行针施术后，使针留置穴内称为留针，它是针刺治疗过程中的重要环节。但为什么要留针，以及留针时间多久为宜呢？在实际临床中留针的盲目性还是较大的，如《针灸大成》云："有医置针于穴，略不加意，或谈笑，或饮酒。半饷之间，又将针拈几拈，令呼几呼，仍复登筵以饮，然后起针，果能愈病否乎？"所以明确留针的意义，寻求最佳留针的时间是非常必要的。

我就此问题初步归纳为留针的协同性、留针的选择性、留针不定时值的随机性和约量的可行性，与同道商榷。

1. 留针的协同性

留针的协同性是指留针对针刺施术具有加强辅助作用，这种作用主要体现在以下几方面。

（1）促进得气：当正确的选穴和针刺施术后，患者由于体质原因或病情等因素而未得气者，通过留针可以有候气、催气、促进得气的重要作用。所以《素问·离合真邪论》云："静以久留……以得气为故。"曾有某患者以颈椎病眩晕就诊，针刺时患者无感觉。使用手法后症状仍无改变，随即留针观察 20 分钟后自觉颈部酸重，眩晕症状明显改善，起针。复诊时欣然而至，言经此一次针刺后再无眩晕。

（2）行气以补泻：《素问·针解》记载"刺实须其虚者，留针阴气隆至，乃去针也；刺虚须其实者，阳气隆至，针下热乃去针也"。可见留针静候可以使阴气或阳气"隆至"，临床上许多患者的针感也是随着留针逐渐加强的。这说明静中有动，动静是相宜的，这也是中医太极思想的例证。由此可见留针同针刺手法一样，能够起到一定的补泻作用，这往往为临床所忽视。

2. 留针的选择性

临床留针不能盲目，应视患者病情、体质、所取经穴、时间等诸多因素选择性的留针。否则不仅浪费时间，有时还会加重病情，如《灵枢·小针解》言："脉口气内绝不至，反取其外之病处与阳经之合，有留针以致阳气，阳气至则内重竭，重竭则死矣。"

为了探讨选择性留针的重要性，我统计分析了40例胃脘痛患者（均针20次，留针）的疗效。40例患者中，病程在2个月以内的20例，痊愈8例，好转6例，无效6例；而病程在1年以上的20例中痊愈14例，好转4例，无效2例。不难看出久病宜留针。同时在1～2个月病程的8例痊愈的患者中6例为寒邪犯胃所致，而无效的8例中，3例是饮酒所致，3例为进食不洁食物所致，多为胃热导致。在1年以上的病例中有17例为脾胃虚寒所致。临床上留针的选择性主要体现在以下几方面。

（1）病情选择：①寒证留针。因寒性凝滞，气血运行不畅，故针宜久留，所谓"刺寒清者，如人不欲行"（《灵枢·九针十二原》）。②虚证留针。虚证留针主要是通过留针，以期达到扶正祛邪之目的。如《灵枢·九针论》所说"静以徐往，微以久留，正气因之，真邪俱往"。③久病留针。患者患病日久，邪必深入，正气必衰，因此也宜留针，"久病者，邪气入深，刺此病者，深内而久留之"（《灵枢·终始》）。《类经》亦云"久远之疾，其气必深，针不深则隐伏之病不能及，留不久则固结之邪不得散也"。这也正是留针所具有的协同性的进一步说明。④病脉选择。病脉选择实际上是上述病证选择的补充，一般讲急脉、涩脉以留针为宜。因为"诸急者多寒……是故刺急者，深内而久留之""涩者多血少气，微有寒……刺涩者，必中其脉，随其逆顺而久留之"（《灵枢·邪气脏腑病形》）。

（2）体质选择：①一般婴幼儿不宜留针，不单是患儿不能配合留针，而且"婴儿者，其肉脆，血少气弱，刺此者……浅刺而疾发针，日再可也"（《灵枢·逆顺肥瘦》）。同时小儿为纯阳之体，脉行滑利，阳气易泻，亦当浅刺疾出，使其正气不伤，邪不内陷。②一般成人，形体盛壮者，多血浊气涩，宜久留针；而体质瘦弱或体肥质虚之人，血清稀，气滑利，气易散而血易耗，则不宜留针。"气悍则针小而入浅，气涩则针大而入深，深则欲留，浅则欲疾"（《灵枢·根结》）。

（3）经穴选择：经穴因其气血多少不同，所以是否留针及留针时间长短也不尽相同，一般阳经、足之阴经宜留针。《灵枢·阴阳清浊》曰："刺阴者，深而留之；刺阳者，浅而疾之；清浊相干者，以数调之也。"其主要原因是因为受谷者浊，受气者清，清者注阴，浊者注阳，而清者其气滑，浊者其气涩，所以阳经受浊而涩，深刺留针理当自然。

（4）时间选择："用针之服，必有法则，上视天光，下司八正……必知天忌，乃言针意"（《灵枢·官能》）。中医的时间医学理论是受到普遍重视的，它是中医整体观念的重要内容，留针的时间选择也是这一内容的体现。

一般来说，暑热之夏，阳气优越，气悍滑利，故宜浅刺疾出；相反严寒之冬，气敛内藏，故宜取井穴、输穴，而久留针。

3. 留针时间的随机性

留针时间作为量学概念，因其目标实现的不定时性，所以无定值可言。留针时间主要以"气至"为限量标准。因为"刺之要，气至而有效，效之信，若风吹云，明乎若见苍天，刺之道毕矣"，所以"刺之而气不至，无问其数，刺之而气至，乃去之，勿复针"（《灵枢·九针十二原》）。可见"气至"作为留针的限量标准是必然的，也是唯一的。但"气至"的时间是不定的，因此留针时间也是随机的。这就需要医生认真观察，一般针刺的穴位针感增强，或病灶部位症状减轻，即可视为"气至"。若久留针而气不至，可结合提插捻转等手法；若再不至便不再留针。《难经集注》言"留针而待气不至，则于卫中留针，待气久不得，又内入于营中，久留待气，如其之处候气不应于针者，为阴阳俱尽，不可复针"。

4. 约量的可行性

虽然留针时间应该是不固定的，但历代医家各有主张，取穴留针各有所规。以《针灸甲乙经》为例，在所列365穴中，注明留针的149穴，最短留一呼，最长留二十呼。目前临床上留针时间虽然不等，但以10～30分钟者居多。从临床实际出发，特别是在门诊量等各方面条件限制下，以保证疗效为前提，以"气至"不定时的随机性为参考，设定一个时间约量是必要的，约量的设定以 30 分钟为宜。

从经气循行看"人一呼，脉再动，气行三寸；一吸，脉亦再动，气行三寸，呼吸定息，气行六寸"（《灵枢·五十营》）。而人一身经脉总长度，按《灵枢》描述为十六丈二尺，根据古代计时法，水下二刻约为现在的 30 分钟，为二百七十息，而一息气行六寸，30 分钟恰为十六丈二尺。就是说约 30 分钟的时间人体经脉中气血循行整一周。若按营卫循行计算，昼夜之间，"营周不休，五十而复大会"（《灵枢·营卫生会》），而一昼夜正为水下百刻，一周也即约 30 分钟。以 30 分钟经气循行一周来估计"气至"是可行的，虽然患者并非平人脉象，或有"损至"，或有"离经"，或有"奇经"，但以 30 分钟为约量并不勉强。

必须重申的是约量的可行性是以不定时的随机性为前提的。

综上所述，留针对取得较好的疗效具有协同性，所以临床应予更多的重视，这种重视是以选择性留针来体现的。而在实际操作中，一旦留针，其时间控制以不定时的随机性为宗旨，以约量的可行性为参考，最终达到提高临床疗效的目的。

九、不寐从火论治

不寐是以经常性地不能获得正常睡眠为特点，表现为不易入睡，或睡中反复易醒，或早醒不能再睡，甚至彻夜不能入眠的一种病证。不寐属睡眠障碍的一种，西医学称为失眠症。本证《内经》称为"目不瞑""不得眠""不得卧"，《难经》始称不寐。自《内经》对一般睡眠及睡眠障碍机制初步探讨以来，历代多有论述及发挥。《素问·评热病论》《素问·病能论》《灵枢·邪客》等阐述中，将不寐责之于阴阳气血失和，并于《灵枢·邪客》列半夏汤以治之，曰"补其不足，泻其有余，调其虚实，以通其道，而祛其邪……阴阳已通，其卧立至"。至张景岳将本证分为有邪与无邪，认为"有邪者多实，无邪者虚"（《景岳全书·不寐》），对临床辨证论治起到一定的指导意义。目前临床将不寐的病因主要责之于七情所伤，思虑劳倦太过，或暴受惊恐，也有因禀赋不足，房劳久病或年迈体虚而致者。认为其病机是由于气血阴阳失和，脏腑功能失调所致心神被扰，神不守舍而成不寐。证治分类上有心火炽盛、肝郁化火、痰热内扰、胃气失和、阴虚火旺、心脾气虚等。但揣摩精义要旨，参详各家之言，结合临床，我以为不寐一证虽有虚实之分，证有多类，治有众方，但就其病因病机而言，不寐当从火论治，临床应予足够的认识。

1. 心火静，神舍安则寐

就睡眠机制而言，1974 年 Pappenheimer 的研究显示大脑某些肽类物质在觉醒—睡眠周期的生理调节中可能起重要的作用。人的精神意识活动是大脑的生理功能，睡眠活动，包括睡眠活动过程中的梦境等均是人的精神意识活动的一种表象，中医归为神，其中含有魂魄等物质基础。《景岳全书·不寐》云："寐本乎阴，神其主也，神安则寐，神不安则不寐。"而神为心所主，因此不寐的主要病位在心，心神被扰，或心神失养，神不守舍均可致患。即使他脏病变，如肝、胆、脾、胃、肾的功能失调，也会最终扰动心神而成不寐。

《灵枢·邪客》云："心者，五脏六腑之大主也，精神之所舍也。"中医藏象学说不仅将精神意识、思维活动归属于五脏，而且主要归属于心的生理功能。因此《类经》指出"心为脏腑之主，而总统魂魄，并赅意志，故忧动于心则肺应，思动于心则脾应，怒动于心则肝应，恐动于心则肾应，此所以五脏唯心所使也"。心主神明的功能正常，则人的精神意识活动正常，神志清楚，思维敏捷，对外界反应灵敏，一旦心主神明功能异常，即出现精神意识的异常，导致失眠、多梦、神志不宁等一系列症状。

就五行归属来讲，心为火脏。《类经》云："火之精，藏于心谓神。"心阳有温煦之功能，心火有君火之称，心火明则人的一切生理活动正常，或曰有神，就睡眠活动来讲，一方面心火已明，则心气充沛，气血运行正常，营卫各顺其行，神有所附而且慧夜瞑。反之，如老人之不寐的病机恰在于此，"老人气血衰，肌肉不滑，营卫之道涩，故昼日不能精，夜不得寐也，故知老人不得寐也"（《难经·四十六难》）。另一方面，从理论上讲，心火必须下降于肾，肾水必须上济于心，心肾相交，水火既济，若打破这一平衡，心肾不交，水火失济，会出现失眠、心悸、怔忡、心烦、腰膝酸软，或男子梦遗，女子梦交等症。

然而心为君火，同时肝肾寄相火，相火妄动，君相相感也成不寐。朱丹溪认为相火有动、静两个方面，动是基本的，静是必要的，如果动而无静，是为妄动，妄动则为害。引起相火妄动的原因有情志过极、色欲无度、饮食厚味等多方面。六欲七情之伤常先激起"脏腑之火"，五脏各有火，五志激之，其火随起。《格致余论》言："相火易起五性，厥阳之火相煽，则妄动矣。"可见相火妄动与心火之动关系密切。肝肾二脏皆有相火，而上系于心，心君火也，为物所感则易动，心动则相火亦动。由此不难看出无论心火自身失常，还是相火妄动，二火相煽，最终均可致心火为患，扰动心神而成不寐。

2. 火失常，舍不安则不寐

心为神舍，为火脏，心火以常，舍安则神安，神安则寐成。因此从病理上心火不足，心阳不振及心火怫郁，相火煽动，心火扰动心神均可影响睡眠，导致不寐。

（1）从虚辨证：一方面，思虑过度或久病气血虚衰，或年迈血少亦令心血不足，而致阴不制阳，虚阳浮越，若无根之火，扰动心神，而致不寐。正如《景岳全书》云："无邪而不寐者……心虚神不守舍。""真阴精血不足，阴阳不交，而神不安其室耳"。又如《杂病源流犀烛》所述"有心胆俱怯，处事易惊，梦多不详，虚烦不寐者"。亦即禀赋不足，房劳过度，肾精亏损，肾水不能上济心火，心火独亢；或因五志过极，心火内炽，不能下交于肾水。心火盛则神动，肾阴虚则志伤，心肾不交，水火不济，而成不寐，实为本虚标实之象，本虚为肾阴虚，标实为心火炽盛。另一方面，阴寒水盛，阻遏心阳，火微不明，神无所附也可致患。如《素问·评热病论》云："诸水病者，故不得卧，卧则惊，惊则咳甚。"当然导致火微阳虚的病因尚有很多，如饮食不节，脾胃受伤，痰湿中阻，阳虚而神不安舍等。但应注意，若积久化热，生成痰火，也可由虚变实，亦即《张氏医通》所描述"脉滑数有力不得眠者，中有宿滞痰火，此胃不和则卧不安也"。

（2）从实辨证：不寐一证虽可有虚实之别，但难截然区分，火性本身虚虚实实，临床上纯为实证者常不独见。但不寐若从实辨，当有以下几点：一是外邪内扰，心神不安；二是七情所伤，肝郁化火，心火炽盛，神不得安而致不寐；三是心火素盛，心火怫郁，扰动心神而成不寐。也有前文所及饮食不节，痰热内扰，甚或实热老痰内扰，经久不寐，甚至彻夜不寐，大便秘结者。但实火本身，如张景岳之说多有邪，"如伤寒、伤风、疟疾之不寐者，皆外邪深入扰之，如痰如火……此皆内邪滞逆之扰也"（《景岳全书·不寐》）。同时《医效秘传·不得眠》言："热病邪热盛，神不清，故不眠。"

（3）辨证以火类不寐：不寐一证不论虚实，或虚实夹杂，总归结在火上。虚为心血本虚，虚火不明，虚火无根，神气浮越，或心阳阻遏，阳衰火微，神无所附；实为抑郁痰火，或外邪扰动，心火炽盛，扰动心神；或虚实夹杂，肝肾亏耗，心肾不交，心火炽盛，扰动心神，神不守舍，而成不寐。亦即无论虚实，其责在火，火扰神动，不得安寐。

目前临床分类虽有心火炽盛、肝郁化火、痰热内扰、胃失和降、阴虚火旺、心脾两虚、心胆气虚等证型，但基于以上认识不难看出，心火炽盛、肝郁化火、痰热内扰是从火从实论治，阴虚火旺、心脾两虚、心胆气虚是从火从虚辨证。同时临床尚有虚实夹杂之证，如胃不和则卧不安、阴虚火旺等，当临证参详。

3. 治疗从火寐自安

《素问·至真要大论》曰："诸躁狂越，皆属于火。"然"壮火食人""少火养人"，不寐一证可从壮火食气而得，也可因少火衰微，火微不明，身不得养，神无所附而成。因此不寐从火论治法当自然，是治疗不寐的重要思路。如《症因脉治·不得卧》云："心血虚不得卧之症，心烦躁乱，夜卧惊起，口躁舌干，五心烦热……心血虚不得卧之因，曲运神机，心血耗尽，火旺于阴中，则神明内扰，而心神不宁，不得卧之症作矣……心血虚不得卧之治，阴虚则阳必旺，故心血不足，皆是火证，宜壮水之主以制阳光。治宜滋阴降火，用归芍天地煎，黄连安神丸；虚人，天王补心丹。"

根据"有邪而不寐者，去其邪而神自安……仍当各门求法治之"，在临床中，我单用"新清宁片"，取其大黄泻火之功，治疗火邪炽盛而致不寐患者53例，其中痰热内扰12例，肝郁化火14例，心火炽盛12例，胃气失和15例。病程最长者18个月，最短2个月。年龄最大者72岁，最小41岁。按每次3片，每日3次服用，5日为一疗程，夜间睡眠比原睡眠时间增加90分钟者视为有效。最终有效40例，占75%，其中6例恢复正常睡眠。

不寐一证责之于火，对阳微火衰一证当以培补为用，补益阳气，以壮少火，使火明神附，临床可用左归丸化裁多有效验。

综上所述，不寐病因虽多，其位均在于心，其责均在于火。心主神志，又为火脏，火之失常，或太过，或不及，均可影响心脏的正常生理活动，使神不守舍，终成不寐之疾。因此在辨证及治疗上，无论虚实或虚实夹杂，均应从火论治，或清心泻火以安神，或温阳培火益气而定志，均可奏效。删繁就简，为不寐临床辨证施治的一条重要思路，故赘述于此，与同道商榷。

十、阴中求阳，总结"青灵组穴"治疗颈椎病

"善用针者，阴中求阳"，我总结出"青灵组穴"治疗神经根型颈椎病。所用穴位：青灵穴（患侧）、天柱穴（双侧）、风门穴（双侧）。参照国家中医药管理局颁发的 2012 版《中医病证诊断疗效标准》进行评定，取得了满意效果。

颈椎病又名项痹，中医学认为该病病位在项，属阳，其邪多以伤阳，故临床治疗多以阳经取穴为主。《灵枢·邪气脏腑病形》曰："（邪气）中人也，方乘虚时……中于项则下太阳。"天柱穴为足太阳膀胱经穴，能治疗头痛、项痛、眩晕、目痛、肩背痛等疾病。《针灸聚英》记载该穴主"项如拨，项强不可回顾"，认为该穴具有通行颈部气血、疏经通络的功效。天柱穴最早见于《灵枢·本输》。《说文解字》曰："柱之言主也。"对本穴的位置及名称进行详细的说明见于《穴名释义》，言："人体以头为天，颈项犹擎天之柱，穴在项部方肌起始部，天柱骨之两旁，故名天柱。"风门穴为督脉、太阳经之交会穴，该穴能治疗伤风、头痛、项强、胸背痛等疾病。《会元针灸学》总结该穴为"风门者，风所出入之门也"。《太平圣惠方》记载："伤寒项强……风劳呕逆上气，胸痛背痛。"二穴相配，共奏温阳通经、活血止痛之功效。

我认为，在神经根型颈椎病治疗过程中，天柱、风门二穴虽可温阳通经止痛，但人体作为有机整体，具有"孤阴不生，独阳不长"的特性，因此治疗过程中应注重"阴中求阳"，以进一步激发人体正气，提高祛邪治病的能力。我结合几十年临床工作经验，认为青灵穴配合天柱、风门组穴在临床治

疗神经根型颈椎病最为适宜。关于选用青灵穴治疗神经根型颈椎病的报道很少，仅有关于青灵穴治疗目疾的报道。青灵穴为手少阴心经腧穴，该穴可有效缓解上肢局部麻痛不适，同时远近配穴可疏通经络，促进机体气血运行。此外，从经络循行方面，手少阴心经与手太阳小肠经相表里，青灵穴针刺后经气传于小肠经激发阳气，起到表里配穴的作用。三穴共刺使阳气化生有源，阴阳交接而精神乃治，最终使得疾病"自愈"。

颈椎病的针灸治疗还有许多好的选穴，古籍中也多有论述，《素问·骨空论》云："大风，颈项痛，刺风府，风府在上椎。"《针灸甲乙经》中更是有诸多描述，如"头痛项急，不得倾侧，目眩晕，不得喘息，舌急难言，刺风府主之""风头，耳后痛，头项摇瘛痛，牙车急，完骨主之""眩，头痛重，目如脱，项似拔……项直不可以顾……天柱主之""颈痛，项不得顾……引项筋挛不收，风池主之""颈项痛不可以府仰，头痛，振寒，瘛疭，气实则胁满，夹脊有寒气，热汗不出，腰背痛，大杼主之"。提到了诸穴在治疗颈项痛中的应用。

（1）风池：风池穴可疏散风邪，通络息风。现代研究已经证明风池穴每分钟捻转120次以上可以对椎 – 基底动脉供血有明显改善作用，此外还可以调节椎动脉型颈椎病患者血浆中内皮素的含量。

（2）大椎：大椎穴属督脉，督脉为阳经之海，手足三阳经的阳热之气汇入大椎穴，并与督脉的阳气上行，使头部阳气充盛，故名大椎。针刺大椎穴可通行阳气，散寒祛风，活血通经，改善局部血液循环。

（3）完骨：完骨穴属足少阳胆经之穴，是足太阳和足少阳两经之交会穴。完骨穴可治疗项强急痛不可以顾，项不可以俯仰等症。

（4）养老：养老为手太阳小肠经的郄穴。《灵枢·经脉》谓"小肠手太阳之脉……出肩解，绕肩胛，交肩上……从缺盆循颈上颊"，经脉所过，主治所及，故取手太阳经郄穴养老，可祛风散寒，通络止痛，达到通则不痛的目的。

（5）颈夹脊：可调理局部气血，通经活络。

颈椎病的治疗因其表现的多样性，应随症配穴：头晕可选百会、四神聪、强间；伴肩痛可加肩三针、七星台、天宗、肩井、肩外俞、内关；耳鸣者可加耳门、听宫、听会；伴上肢麻木可加尺泽、曲池、内关、后溪等。

我经过临床实践，也常为颈椎病患者配合药物治疗。有些专家中药治疗颈椎病多采用辨证论治或按疾病分期进行治疗，如风寒阻络型治宜祛风散寒，通络止痛；寒湿痹阻型治宜散寒祛湿，活血通络；气滞血瘀型治宜活血化瘀，理气止痛。根据此病发病早、中、晚三期的不同症状可概括为痹阻型、血瘀型和肝肾亏虚型，分别予羌活胜湿汤、补阳还五汤、二仙汤合芍药甘草汤治疗。

我治疗颈椎病用药一般分口服和外洗两种，口服药重经方的使用，特别是仲景的太阳病方，项背部是太阳经循行之处，许多处方用起来不错。同时我喜欢在经方中加入天麻、葛根等药物。天麻是后循环障碍的首选药，颈椎病患者的后循环通常会存在问题，如果没有问题至少可以对后循环血供产生积极的影响。

十一、重脾胃在脑疾中的作用与地位

我教学几十年，从 20 世纪 80 年代末开始，就向学生传授"脾胃是人的第二大脑"的理念，那时还没有"脑－肠轴"的概念。

我的理由是，首先从生命发生学角度，生命的本质是新陈代谢，最早的生命是单细胞动物，靠膜的交换维持生命，后来有了管腔生物，通过过滤海水的有效成分维持生命。再后来进化出了环节生物，环节生物的觅食使其入口部位渐渐头化，神经系统进化，和进一步头化伴随而生。不难看出，神经系统的产生是进食的需要，是和消化系统伴生的，消化系统疾病可以影响神经，神经系统疾病可以影响消化，这是生命发展的结果。

中医学重视脾胃，且形成系统的脾胃学说和临床的补土派，也有其学术渊源。从经络循行来看，其中手三阴经从胸走手，手三阳经从手走头，足三阳经从头走足，足三阴经从足走腹，手足六阳经交汇于头部，如《灵枢·经脉》载"大肠手阳明之脉，起于大指次指之端……上出于柱骨之会上，下入缺盆，络肺，下膈属大肠……小肠手太阳之脉……抵胃，属小肠……其支者，以缺盆循颈上颊，至目锐眦……至目内眦，斜络于颧"。《难经·四十七难》说"人头者，诸阳之会也"。中医讲"五脏精华之血，六腑清阳之气，皆上奉于头"，而气血生化之源在脾胃，在《灵枢·经脉》讲是动病和所生病中，大概只胃经有精神类症状的描述。

《素问·厥论》曰："阳明之厥，则癫疾欲走呼，腹满不得卧，面赤而热，妄见而妄言。"《伤寒论》讲："阳明病，胃中燥，大便必硬，硬则谵语。"同样说明了神经系统与消化系统的相关性。

十二、治疗推崇"圣人杂合以治"的理念，诊断倡导于细微处发现问题

"季秋重阳，岁在平容，神经康复，门开中庭，斯时肇始，惠民济生。白驹转瞬，医院发展十六载，或有所为；明堂声馈，一体两翼谋新略，终有所成……患之所患，病有余殃，医之所患，术乏效章。黄帝微阴阳，探微千古之术；神农尝百草，以成活命之方。圣人杂合以治，故有越人之针，穷极物理；华佗之养，戏出五禽。至若踩跷导引，各具方论，异法方宜，尽显其真。嗟夫，神形俱养，君子雍容，中医康复，尽在其中"，这是我建康复科时写的开科手记，里面有我对中医康复理念的思考。兼任康复科主任期间，在许多会议上，经常有一些西医康复专业的专家问我"中医康复的理念是什么"。我回答：首先，西医学的康复起源于第二次世界大战之后，20世纪60年代开始蓬勃发展。我们中医一直强调的大健康理念，要比西医早了两千多年，同时西医学对康复的定义为，凡能促进帮助患者疾病康复，回归社会生活的一切手段。在《黄帝内经》中早已经提出了，《素问·异法方宜论》中说"圣人杂合以治，各得其所宜"。用现代的语言解释就是高明的医生会采用各种方法治疗疾病，不拘泥于一种方法，只要治疗有效。这就是我们中医的康复理念。

杂合以治，也是我长期临床实践中所推崇的。前面我说过，只要对疾病有效，不管是中医的方法、西医的方法，还是民间的方法，只要我确认过有效的方法，都会作为首选使用，或推荐患者使用。

有效治疗前首先是明确的诊断，而诊断除我们的四诊之外，应学会从细微处发现问题。我和学生说，诊断疾病就像做侦探，不是每个人的疾病都是教科书式的发生，应该有丰富的理论知识和经验作基础，通过蛛丝马迹，追究疾病的本质。

例如吃饭咬舌、咬腮、咬唇预示着什么？吃饭咬舌头，恐怕谁都有过，有句俗话说"舌头和牙齿难免会磕碰"。正常情况下是不会发生的，但这无意之中的事情也有其原因的，包括自己咬腮、咬嘴唇。知道这些恐怕对你判断一个人的身体状况乃至诊断疾病、取穴用药都有提示作用。

究竟出现了什么情况会自己咬自己呢？咬舌是心经厥气逆，咬唇是脾经厥气逆，咬腮是肝经厥气逆。

《灵枢·口问》说："人之自啮舌者，何气使然？岐伯曰：此厥逆走上，脉气辈至也。少阴气至则啮舌。"上面有一个字"辈"，古同辈，《说文解字》讲军车百辆为一辈，辈以列分，所以在社会的家族关系中用"辈分"这一词。

再说脾经，《灵枢·经别》说："足太阴之正，贯舌中。"孙思邈言脾经，其脉络于唇口。壅热攻之，舌不能转，更有重舌，则啮唇。依此类推，肝经厥逆，则咬腮，不再赘述。

我们知道这些，对于临床确实是很有帮助的，患者不经意的一个表现，或许可为辨证提供重要的线索，同时提醒医生是否加上一些相关脏腑的用药，往往会有出奇制胜的效果。例如患者中风后遗症，出现咬唇，我们在芳香开窍和活血化瘀的药物中，加一些治疗脾湿郁热的药物，效果更好。

大多临床医生的主要思路都集中在舌、脉、症的辨证，形成惯性思维，似乎没有人在意"咬舌"这样一个貌似生理现象的问题，毕竟我们的教材似乎都没有讲过这些问题。

十三、"一体三身"话诊治

我常对学生说，临床诊病，患者对坐，医者心中的患者应是"一体三身"。见一身者为小医，见两身者为中医，见三身者为大医。

有这么深入吗？想起一个著名的佛教故事——维摩诘问疾。大居士维摩诘有恙，佛召舍利弗、目犍连问疾，不敢去。再召观音等众，皆不敢应。后文殊菩萨允与前往，以前不敢应者等十万众愿随，皆想一睹万万载难逢之问对，相信维摩诘和文殊皆大智慧，必有一次旷世雄辩。智慧是有差异的，这种差异使我们对事物的认知具有多层次性。医者问疾也是如此，医者的智慧决定了诊治层次。医者的智慧取决于医者的经验和视角，取决于医者敏锐的洞察力和对事物长远变化的预知力及控制力等。

我讲"一体三身"的概念是否贴切，最起码我现在觉得还没有其他的词可以替代。一体就是患者自体，三身就是常人身、平人身、病人身。此身何身，这是我们深入疾病的阶梯。

常人，关于常人有很多解释，我更赞同这个解释，即常人代表着作为一个集体的此在的全部可能性。它赋予每个此在生存以意义和可理解性。简单说就是一个符合标准解剖的人，符合标准生理的人，其内在结构和生理赋予了每个人的生命活动的可理解性。

平人，出自《内经》，并有多达数十次的描述，意指阴阳气血平和的无病之人，比如"平人脉象"。我认为平人更广泛的意义应该是指置于自然和社会环境中的一个动态的常人。怎么理解我上面说的话，常人是接近于现代解剖和生理的人。而平人则不同，天南地北各不同，人适其中，必有变化，然无病者就是平人。比如"弦脉"可以是病脉，但于春季人脉偏弦，就不是病脉了，这就是平人。《内经》的平人标本是黄帝自身，但诸多医家仍觉不够，于是又出了个"阴阳二十五人"。

病人，似乎这是一个最不用解释的词。但其中也有辨析，什么样的人才算是病人，我会在以后单篇论述。先说一个最简单的例子，老年人有的病，其实是生理自然老化的现象，作为病来治，我是不赞同的。就像一个80岁女人的皮肤，一定要和18岁女人的皮肤做比较，然后要给80岁女人的皮肤褶皱、脱屑做治疗，这是值得商榷的。

常人、平人、病人三者的概念清楚之后，在我们临床的时候，认识患者的疾病及解决疾病的思路会清晰起来。接诊患者时，坐在医生面前的不是一个人，是三个人，这三个人在无限的趋于重叠，常人是患者的模板，平人是使病人趋近常人的应用版。患者一切与常人不符的生理变化和病理结果，都是不需要的，都是我们尽可能去改变的，但有时这种改变未必能够实现。

以汽车为例，一辆撞坏的汽车就是病人，一辆符合标准出厂的汽车就是常人，一辆使用着的汽车就是平人。一般情况下，使用着的汽车是符合标准的，这也就是我们平人和常人的概念经常混淆的原因，但正常使用下的汽车虽然达到了基本标准，但驾驶起来的操控感是不一样的。特别是当我们的车有损坏的时候，我们首先是按照符合标准的样子（常人）去复原，结果会有三种情况：一是复原了（常人），和以前（平人）一样；二是复原了（常人），但开起来和以前（平人）有点不一样；三是损伤部位不能复原，但功能不受影响，可以接着开（平人）。

不难看出，作为医生，视病人还要知常人，更要同平人，才能更好为患者提供最好的诊疗服务。

举个临床的例子，一个糖尿病患者坐在你跟前，要知道成人的糖代谢生理过程，这样才能寻找糖尿病的病因，这是大多数医生能做到的。但不同的年龄，不同的体质，不同的时相，不同的生理刺激等，无时无刻不在影响着血糖的变化，这个变是"常变"，属于平人的范围。在治疗时，心里装着这三个人，治疗的境界会达到更高层次，当遇到老年糖尿病患者时，就不会再用达标（常人）治疗，一定要把血糖降到正常值以下，因为那样反而会给老年患者（平人）增加心脑血管事件发生的危险。当遇到一个急性脑血管病的患者血糖升高时，不要着急去降血糖，因为脑血管病急性发作时，有一部分患者血糖是升高的，这可能与脑保护机制有关，一般一两天后可自行恢复。针对脑血管病急性发作的患者，问题在脑，其血糖是属于"平人"的。

三位一体话诊治，是我的个人体会，也是我对学生的要求。这需要我们有深刻的哲学思维能力，敏捷清晰的逻辑思维能力，是我们能够成为好的临床医生必备的素养，是我们救助患者于困厄的使命要求。

十四、强调最古老的认识与最新实验研究成果相结合的诊治思路

在临床中，我强调最古老的认识与最新实验研究成果相结合的诊治思路。之所以强调"最古老"，主要是基于中医学两千多年的发展历史，《黄帝内经》是中医学之宗，历代医家的颇多建树，无不基于其基础之上。因此我强调对《黄帝内经》的学习和再挖掘。而最新的实验研究越来越多地验证了《黄帝内经》的观点，所以，最古老的认识和最新的实验研究成果相结合，常能为临床治疗提供最佳方案。

1990 年的时候，我收治了一位肺心病合并冠心病导致心源性休克的患者，中西医专家均提供了治疗方案，但患者血压始终不能提升，最后每小时给 2 支多巴胺维持 2 天，只要不给多巴胺，患者血压迅速降至 60/40mmHg 以下，我用针灸治疗后血压回升至 110/70mmHg，未再使用多巴胺，最终患者转危为安，平稳出院，此事还被中央媒体报道。当时所选穴位是内关、阴陵泉和丘墟透照海。同事在热议这个病例时，对内关选穴能够理解，对其他选穴进行了辩论。

其他选穴其实道理很简单，《灵枢·九针十二原》讲"疾高而内者，取之阴之陵泉；疾高而外者，取之阳之陵泉也"。这是最古老的理论，要理解才能准确地使用。同时，丘墟透照海，动物实验表明，可以直接改善冠状动脉供血。

回顾分析此组穴位，简单有效，因为临床中有太多这样的实例，逐渐成为我诊治疾病一条重要的思路。

十五、针刺的手法和心法

红色有多少种？我和美术专业的人聊过，说红色有 2000 多种，中央美术学院有个教授，他调配出的红色是业内最好看的红色，别人是调配不出来的。我们不免惊讶红色会有这么多种，原来它不只是三原色，不止是心理四色，不止是桃红、粉红、玫瑰红等具有代表性的 34 种。2000 多种红，每一种红都有它的频谱，都有它的美学内涵，这是于普通常识之外的专业极致，是一种境界，针灸也是这样。

《黄帝内经》记载穴位 148 个，几乎没有描述针刺方法，这是一个缺憾，但仔细想想，其中有太多的合理因素，也留给人们无限的空间，这是必要的。

一根针刺入皮肤，就针刺方向讲，单就水平切面，可向穴位周围 360° 进针，若按 1° 一个夹角方位算，就有 360 种进针方向。正中矢状面 180°，就有 178 种进针方向。因矢状面中心点与水平面中心点重叠，计在 360° 分区内，每个区位进针方向有 89 个方向区域。据此推算针刺方向结果是 32040 种，加上直刺就是 32041 种。这只是方向，如果再加深度，只按古人为我们简化的天、地、人三部，就有96123种可能。画个水平切面和矢状面草图，便于理解。

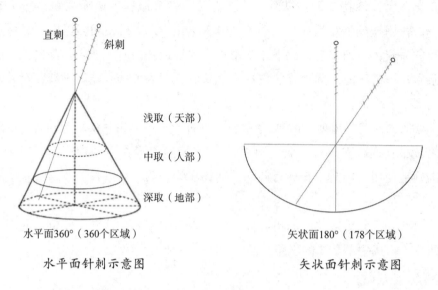

水平面针刺示意图　　　　　　　　　　矢状面针刺示意图

一个穴位进针后，从二维到三维，就有近10万种结果，如果再加时间维度呢？问题就更复杂了。因为中医是讲求时间的，不同的时间人体的阴阳气血及流注是不同的，所谓"八正神明"。八正就是四立、二分、二至，四立就是立冬、立春、立夏、立秋，二分就是春分、秋分，二至就是冬至、夏至。如果再加上患者疾病因素，远不是"2000多种红色"的问题了。

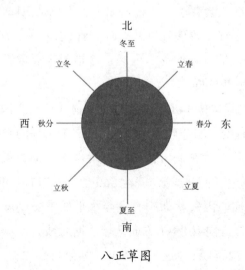

八正草图

不难看出，这样的结果缺乏可操作性。由简至繁易，由繁至简难，好在最难的问题，古人已经替我们迈出了第一步。深浅只论三部，方向只论迎随。如果还嫌不简，最后只一句话"得气"。这是最简单的，也是最难的。尽管这样，针灸临床医生也少人去做，或者想做但不知道如何才能促进得气。

绝大多数人认为针灸治疗只要选好穴位就够了，这是不准确的。疗效的关键是在针灸施术者的手上，穴位只是达成目标的工具。相当于从北京到上海，一辆汽车是不可能自己在北京，又突然出现在上海街头的，必须有人去驾驶，它只是协助驾驶者完成从北京到上海的可能。

在观察我组方的"颅底七穴"时，哑门必须深刺，当超过 1.5 寸以上时疗效最好。《针灸学》教材中哑门穴进针深度为 0.5 寸，考虑到哑门穴的安全性问题，为了推广使用，我无数次尝试浅刺，但疗效几乎荡然。最终还是要深刺，而且成为"颅底七穴"的组方特点之一。再次强调一下，哑门是危险穴位，未受训练严禁深刺。

选穴是基础，操作是关键。这是针灸临床医生治病欲求得疗效的两个关键。在针灸治疗中，针刺手法是重要节点。《内经》有九刺、十二刺，以及开阖补泻等手法。到了《针灸大成》有"下针十二法""针刺八法"等手法20 余种。临床如何施针，使用什么样的手法，这是针灸学习者关注的问题。

就单纯手法而言，我们还可以设计出更多的手法，但手法关键不在于手型手势，而在于心。俗话说十指连心，心与手紧密相连，手随心动，手法即心法，如《灵枢》所讲"针神合一"。但这恰是针灸临床、学习和传承的缺憾。

十六、针法知机

这个话题涉猎有三：一是中国古代导尿术；二是"针神合一"治疗排尿障碍；三是"知机"，我的"枫言枫语"。

排尿障碍是个大问题，俗话说"活人不能被尿憋死"。中国古代导尿术在晋代以前就开始了，葛洪的《肘后备急方》记载："小便不通，土瓜根捣汁，入少许水解之，筒吹入下部（指尿道口）。"到了唐代，孙思邈在《备急千金要方》中记述了葱管口吹式导尿术。至元代，罗天益以翎管代替葱管，口吹变成了猪膀胱捏压，医生趴在患者的下体吹总是不雅的。明代导尿术基本成熟，但导尿对于一些排尿障碍只是权宜之计，针灸治疗各种原因导致的排尿障碍大都有一定的疗效。

我曾治疗过一个膀胱造瘘的患者，是我科住院患者。季某，男，腰椎手术后不能排尿，膀胱造瘘，病史已经一年。曾到多家三甲医院就诊，均告知需终身携带尿袋，嘱注意瘘道口护理。患者接受5次针灸后，有尿意，可以少量排尿。7次针灸后，拔掉瘘管，练习自主排尿，后来由外科行瘘道缝合，自主排尿。随访5年一切正常。我应用此法治疗诸多排尿障碍患者，疗效都很满意。所取穴位为曲骨。

《针灸治疗学》对排尿障碍治疗的描述：①虚证：阴谷、肾俞、三焦俞、气海、委阳。②实证：三阴交、阴陵泉、膀胱俞、中极。上述处方有一定疗效，但我治疗排尿障碍多用曲骨，觉疗效更优。《针灸学》对曲骨的记载：曲骨，位于前正中线上，脐下5寸，当耻骨联合上缘中点处。直刺1～1.5寸，孕妇慎用。按上述操作，常效果平平。我治疗排尿障碍多获疗效，取决于曲骨穴的特殊操作。

患者平卧，取曲骨穴，向生殖器方向斜刺15°，以呼吸补泻之补法操作9次。一般在操作到六七次的时候，患者针刺部位会有气的下行感，术者细心会觉察到偶尔出现下行的推动感，这是疗效的关键。这时针尖顺势而动，微微向下生殖器方向挑针，要极轻微的，这时患者会感觉有气的向下流动感，如能使这种感觉到龟头，疗效会立现。这毫厘之间的操作和体察，要求我们必须以神治针。

关于曲骨针刺的方向，我在上一节讲过一个穴位进针，有约96123种方向和深浅选择的可能，这又恰是疗效的关键，因为只有一种选择是最佳的。

万分之一的事情或是偶然，主观去追求十万分之一的事情是极致！而这种效果的达成要靠"针神合一"，这是针灸医生的最高境界。我们不可能做到每一个操作都能针神合一，但至少应该作为我们的一个追求。

《针灸大成》曰："转针向上气自上，转针向下气自下，转针向左气自左，转针向右气自右，徐推其针气自往，微引其针气自来。"《素问·刺要论》

言："病有浮沉，刺有浅深，各至其理，无过其道。"无一不在强调施针者对疗效的影响。现在临床有相当一部分患者的认识误区是只要一个医生针灸后无效，就是整个针灸疗法对自己无效。针灸是动手的活，所以，我经常对那些病史长一些的患者说：我就给你针灸 6 次，有效果就继续，没效果你就找别的大夫或别的医院试试吧。

我在我的"枫言枫语"里说过：有个至俗至雅的名词叫"知机"。王阳明说"实理之妙用流行就是神，其萌动处就是几，诚神机曰圣人，圣人不贵前知，福祸之来，虽圣人有所不免，圣人只是知机，遇变而通耳"。而元代散曲家白朴竟直接以《知机》做小曲，开篇便道"知荣知辱牢缄口，谁是谁非暗点头"。于曲终叹道"君细推，今古几人知"。但似乎都不如鲁迅揭示的深刻，更惟妙惟肖。《伪自由书》说："所以知机的人必须和大家一样哭丧着脸，以免于难。"

我是愚钝不能知机的人，但觉王阳明之论可适用于针灸临床中的得气和导气，按此思路再读，当生出妙理来。对于鲁迅的解释，会笑出眼泪来，却又赶紧收住了……

十七、遗落的珠贝——针灸复原

现代针灸学丢失了一些有价值的东西，似遗落的珠贝。换言之，就是把《针灸学》教材全部掌握，你依然得不了满分，甚至可能是不及格。危言耸听吗？下面举一个穴位的例子。

《素问》解释说，天枢以上为天部，天枢以下为地部，天气下布，地气上承，转交人气，故曰天枢。天枢穴是大肠经的募穴，治疗与大肠功能相关的疾病，但它的另一个功能几乎不为人知，是岁月更迭的结果，还是什么其他原因，总之被遗忘了。

通过对《素问》的挖掘，结合临床，针灸学对天枢穴应有这样的总结：①天枢穴作为天地之气交处，有调阴阳表里之功，故于阴阳格拒、阴阳互结之疾有效。②天枢穴的枢纽作用要靠精妙的临床手法操作来实现。当然"不信砭石者，不可以言至巧"。③天枢穴作为大肠经募穴，主治胃肠病是其重要功能之一。

下面是我的临床发挥：①除治肠胃病外，天枢穴进针均需平刺。②平刺方向：右侧天枢针尖向腹股沟刺，左侧天枢针尖向左乳方向刺。均以提插和呼吸补泻手法操作。③此穴位不建议使用灸法，若用灸法，可以用神阙穴代替。这一点可能和教材有出入。

举个例子：耳聋耳鸣大多数医家认为其咎在肾，取穴太溪等补益肾气，加上耳前局部取穴，在常规选穴中，似乎没听说过治耳聋耳鸣选天枢穴的，但你可以试着加上天枢穴，以提升阳气，观察一下疗效。

宋代的琼瑶真人曾讲"耳聋之证要升阳……连下升阴气自通"。耳聋耳鸣属于难治病，治疗有效率极低，常规中西药物又无可用，如银杏制剂或改善微循环的药物有效率很低。因此针灸成为较好的选择，若改变选穴和操作思路，或许会有惊喜，天枢就是这样一个能给你带来惊喜的穴位。

针灸学中有许多缺失的东西，似遗落的珠贝。因此，针灸复原与针灸的现代科学研究同样重要，无论是对针灸学理论，还是对针灸临床，尤其是后者。

十八、用针"三正"

小的时候，写毛笔字感觉是很困难的事情，如何握笔，如何坐姿等，第一步就很麻烦。为此祖父给我写了长长的一首诗，让我去背诵，什么"肩扩能容斗，腿宽能走狗……背后夺笔不松手"，事理相通，针灸操作有类似之处。对医生的手是有要求的，这也是能否取得好的疗效的关键。

我们先把"针神合一""上工调神""必一其神，领志在针""机之动，不离其空"等都放在一边，这都是对高手的要求。至于我们，必须从基本开始，从如何持针、进针的手势说起。《灵枢》讲要"正指直刺，手如握虎"，有的穴位进针还要"手如探汤"，那么实际操作时，到底是什么样子呢？

先说身姿，身姿要"三正"，即身正、手正、眼正。

身正，术者站立患者床边，需腰身挺直，针灸的最高境界是针神合一，身姿不挺，很难入定。在实际针灸时患者常是卧位，我们针灸不可能不弯腰，弯腰可以，但不能曲背，我最早扎针时就被老师石学敏院士拍打过后背。身正的核心就是身姿挺阔，以定天地之根；开张胸臆，吐纳自然之气。

关于手正，2008 年北京奥运会的时候，国家奥运宣传片的摄制组到我们病区专门拍摄我扎针时的手，为了一个几秒钟的镜头，拍了一下午。就是要把最正确且最漂亮的手形展示出来。手正就是持针时以拇指和食指指腹持捏针柄近针根部，无名指指腹抵针体，手心空阔，要能容下一个鸡蛋。在教材中，提到另一只手辅助进针，作为压手，而实际操作时我是用无名指替代了，无名指指腹抵针体，指尖完成压穴的操作。由于我临床时常双手左右两穴同时进针，对手形正确的要求就更加严格，只有手正才能在分寸之间拿捏。

眼正，一是利于找准穴位；二是眼神不漂移，利于敛神；三是稳患者心。试想，你和人讲话的时候，如果对方眼神漂移不定，对你的心理反馈是什么？因为针神合一是需要患者参与的。

（1）手如握虎：手正是操作的第一步，真正操作又有很多要求，就像书法，先掌握楷书，然后才是真、草、隶、篆挥洒自如。下面就是手的进一步动作要求，"手如握虎"是针灸手法里最震撼的用词，怎么理解，先讲一个故事。

我刚毕业的时候在机关帮过两年忙，办公桌对面的同事是部队的转业军人，他之前所在部队的那个部门在湖北的山区里，叫豹子岭，他们是在豹子岭里一个叫蛇沟的地方。我问他："有豹子吗？"他说："有，夜里经常看到有两个绿灯在动的，就是豹子的眼睛。""有蛇吗？"我继续问，"有，经常晚上从外面回来，白天一看碾过车辙印的地方会有许多死蛇。"听着很恐怖。说有一天，通讯兵外出巡逻，走累了坐在大树下休息，一只豹子从树上窜了下来，情急之下，他掐住了豹子的脖子，死死的不撒手，过了很长时间，战友找来，见他双手还掐住豹子不敢松手，最后战友告诉他豹子已经死了，这才回过神来。后来大家分析，就是因为他是通讯兵，经常铰电线，虎口的合力比一般人都强，换作别人可能就完了。

手如握虎也是这样，一是持针有力，别人突然间不会把针轻易夺走；二是精神高度集中在针上。二者缺一不可。

（2）正指直刺：正指实际就是我在前面讲过的手正，直刺是什么，是进针方向与皮肤成90°角吗？若要平刺、斜刺怎么办？实际上正指直刺的要点就是拇指、食指用力的方向与针尖在一条轴线上，针尖就是你的发力点，这就是正指直刺的要旨。针体是有金属弹力的，不同品牌和同一品牌的不同型号的针弹性系数是不一样的。有了以上的规范动作，下一步才是各种手法。

十九、穴位统筹和卵巢功能持续改善

"统筹"非医学概念，包括规律性、计划性、全盘兼顾、可预见性、未雨绸缪等多方面含义。临床有些病的治疗取穴有类似之处，可以叫"穴位统筹"。

我们现在的取穴方法有辨证取穴、辨经取穴、辨病取穴、经验取穴等，但这些取穴方法多是在某个时间断面上综合评价后的结果。两个截点之间取穴缺乏线性关系。临床上线性关系是必须要考虑的，尤其是妇科。

1849年Arnold发现公鸡的鸡冠与公鸡行为的关联，阉割的公鸡鸡冠萎缩，好斗性消失，对母鸡失去兴趣，由此有了激素的概念。1910年Hohmann等逐渐发现垂体和性腺的相关性。至1927年前后，Zondek针对黄体和卵泡生成提出了系统的认知，《黄帝内经》的"天癸"有了现代科学的基础，也为妇科疾病不同时间点上的线性关系提供了依据。"月事以时下"，28天每天是不一样的，促排卵的时候要监测卵泡，就是因为这种连续性变化的缘故，因此也要求我们取穴应有连续性变化的应对，强调两个时间点上取穴的关联性和连续性，而不是一穴或一组穴位的持续使用。

我在临床治疗卵巢早衰、备孕等一般都是在月经来潮前1周先取血海，针1次，以养血调经。之后复诊，针刺子宫穴。这里的取穴就是把两个时间点统筹了。

线性关系的本质是两个变量之间存在着函数关系，同时这种关系是一次函数关系。妇人卵泡发育变化和取穴统筹满足了这种线性关系，这也应该算是"精准医疗"的一部分，是西医学发展追求的目标。

以下是我调整卵巢功能的取穴统筹，或者叫系统取穴法，汇成表格供读者参考，共同评价其应用价值（表1）。

表 1　调整卵巢功能取穴统筹表

月经周期			
分期	月经期	卵泡期	排卵期	黄体期
取穴	/	中脘、阳陵泉	子宫穴	血海、气海
针刺时间	1～5天	6～12天	13～15天	16～28天

注：月经周期分期的时间与针刺时间选择不是完全对应

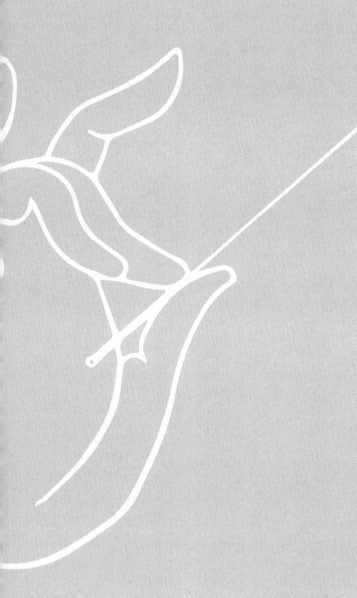

第三章

临证心悟

一、改善脑供血的重要途径

有一次我参加一个神经内科的会议，某医院神经内科主任笑说"脑供血不足是个筐，什么都可以往里装"。虽然是戏说，但至少说明几个问题：①脑供血不足的患者非常多。②脑供血不足的症状表现比较宽泛。③脑供血不足可以和许多疾病相关联。④临床上有些症状短期内明确诊断很难。

先说最后一点，临床上的一些症状短期内确诊的问题。患者有一个误区，就是觉得不管什么病到医院就能诊断清楚，而且一定能看好。这是非理性思维，我刚毕业时见到有患者家属咄咄逼问一个老医生患者病情为什么加重，怎么解释也不行，老医生无奈答道："医院不是保险公司，不是什么病进了医院就必须好，否则医院设太平间干嘛？"这话放现在估计又会引起医患纠纷。

神经系统有许多病到死都无法确诊，以前中国人民解放军总医院每月有一次死亡病例讨论，北京乃至全国的神经内科医生都可以参加，谁都可以发表自己的见解，最后揭开谜底的是患者的尸检报告。

临床上许多症状一时无法确诊，但作为症状前因的"脑供血不足"便成为暂时的诊断。当然，现在"脑供血不足"已经不能作为标准诊断，疾病标准诊断编码 ICD 也没有它的位置了，原因是按照供血部位的分类更加细化了。

脑供血不足症状表现比较宽泛，如头痛头晕、失眠、记忆力减退、面部麻木、面部肌肉瞤动、舌麻、耳鸣等。同样导致脑供血不足的原因也很多，如颈椎病、心脏因素、动脉硬化、血管痉挛、高血压等。脑供血不足若不能得到有效的缓解，患者病情和潜在的风险会加剧。

脑供血不足的有效干预方法很多，若从针灸角度，在诸多穴位中，有一个穴位效果肯定，无论是改善症状，还是相关检查结果的向好，都是值得关注的。这个穴位就是风池穴。风池穴位于胸锁乳突肌和斜方肌之间凹陷处，平风府穴。从西医学角度来看，实验表明该穴位每分钟捻转 120 次以上可以

直接改善椎 – 基底动脉供血。

风池穴的针灸因存在安全性问题，应予谨慎对待。风险底线就是延髓损伤，因此一般针刺不应超过 1.2 寸，针刺方向指向鼻尖。达到进针深度后，就是双手捻转操作了，如此疗效容易显现。患者针刺前后的脑多普勒超声检查结果对比明显改善，头晕头麻的症状也随之消失。按压这个穴位也会对头部血供产生积极的作用，按压后会头脑清醒，身心轻松愉快。

二、天突深刺治疗吞咽障碍

吞咽障碍比较难治，如果不能解决，只能靠鼻饲食物维持生命。长期以来，我用天突深刺治疗该病效果很好，现在业内也有人尝试使用，但还是希望掌握这种技术的人越来越多，让更多患者少些痛苦。

针灸是个体化的技术，同样一穴，深浅不一样，方向不一样，手法不一样会使疗效各异，因此操作是关键中的关键。

天突穴位于胸骨柄上缘正中，《针灸甲乙经》描述为"宛宛处"，也就是胸骨柄上窝，这个定位更好些。其位置因下邻气管，一度是禁穴，现在《针灸学》教材里说可以针灸，要求浅刺。我是用长针深刺，一般在 2.5 ～ 3.5 寸提插。

长期的临床观察看，深刺后，一些很难解决的吞咽障碍问题能很快得到解决。我的研究生和科里的同事说"您从 20 世纪 80 年代一直使用天突深刺，应该有所总结"。于是后来我作了一个"天突深刺治疗中风后吞咽障碍临床研究"的课题。

具体操作：患者去枕平卧，下巴抬起，相当于人工呼吸的体位。于胸骨上窝消毒，取长针先斜刺，确定已经越过胸骨柄的厚度，针尖内滑，沿胸骨体后面直向腹部方向进针 2.5 寸，并在 2.5 ～ 3 寸范围内提插。切记，整个针体必须保证始终在正中线上，不得有任何方向的偏移。同时针体必须是紧贴胸骨体后面进针的。如果没有把握，必须在指导下进针，防止刺破气管和血管导致医疗事故。

我的工作经历让我对神经内科、针灸、康复三大领域都有深入研究和广泛涉猎。吞咽障碍于这三大领域都是适应证，三者治疗虽各有特色，但该病始终还是属于难治病。

在临床中，身边的人知道我喜欢拔管子，鼻饲管、尿管、瘘管，见到管就想拔。而针灸常能满足这种挑战和愿望。天突深刺治疗吞咽障碍，疗效不低于70%，常有奇效，在短时间内就能拔掉鼻饲管。

我之所以选择天突作为治疗吞咽障碍的主穴，主要是考虑天突亦称玉户或天瞿，乃任脉上的穴位，是任脉与阴维脉之交会。天，头面天部也。突，强行冲撞也。《针灸大成》记载：天突（一名天瞿），主面皮热，上气咳逆，气暴喘，咽肿咽冷，声破，喉中生疮，喉猜猜咯脓血，暗不能言，身寒热，颈肿，哮喘，喉中翕翕如水鸡声，胸中气梗梗，夹舌缝青脉，舌下急，心与背相控而痛，五噎，黄疸，醋心，多唾，呕吐，瘿瘤。另有《针灸甲乙经》记载：天突，一名玉户，在颈结喉下二寸，中央宛宛中，阴维脉、任脉之会，低头取之，刺入一寸，留七呼，灸三壮。因天突具有宣肺化痰、下气平喘、利咽开音、舒筋活络的作用，为主治言语不利、吞咽困难之要穴，故取之。临床深刺时，取穴不在多而在于精，一针能有几针的效力。深刺具有取穴少、进针深、得气快、刺激强、可循经或异经透刺等优点，可激发数条经脉之间的经气，沟通加强相关多条经脉间的联系。

深刺天突可同时激发多条经脉的经气，共同起到协调脏腑阴阳、促进气血运行，重建、恢复吞咽反射弧，使吞咽动作得以协调和改善的作用。但必须严格掌握针刺的角度和深度，以防伤及肺脏、气管和有关动静脉等。如刺中气管壁，针下有硬而轻度弹性的感觉，患者出现喉痒欲咳等现象；若刺破气管壁，可引起剧烈的咳嗽及血痰等现象。如刺中无名静脉或主动脉弓时，针下可有柔软而有弹力的阻力或患者有疼痛感觉，应立即退针。

由于天突穴深刺治疗吞咽障碍的极佳疗效，后来作为中国中医科学院自主选题项目，得到了资金支持，也因此进行了初步系统研究和临床观察。研究结果以论文形式发表在《中国中医基础医学杂志》和《针刺研究》杂志上，大家可以查阅。

三、让人惊叹的针灸穴名玄机与甲状腺功能改善

目前，患甲状腺疾病的人越来越多，甲状腺功能亢进、甲状腺功能减退、桥本甲状腺炎、甲状腺结节林林总总，似乎周围很多人都有可能患甲状腺的疾病。

我曾和某医院的院长聊过，他在甲状腺外科手术方面造诣颇深，有"甲状腺王"的美誉，他认为现在为什么患甲状腺疾病的人越来越多，特别是甲状腺结节，我们可以归咎于生活压力大、环境污染、食品安全等因素。但一个不可忽视的原因是现在的检查技术进步了，检查的敏感度提高后，原来不容易被发现的问题被检查出来了。再有就是盐的使用，1999 年开始我国全民食盐加碘，后来甲状腺结节患者增多，于是关于碘的是非议论不断。碘过多或过少都会影响甲状腺，但问题来了，碘的特性是遇热挥发，我们炒菜加盐时的碘早就挥发了，我们用的是加碘盐，吃的是无碘盐，因为事实上恐怕没有人会炒完菜放凉了再去加盐。

以前我们只注意食品安全，比如植物的农药残留和重金属残留问题，当然知道了也躲不开，几十年农药和化肥的积累，不可能把全国的土壤都换一遍。任何农作物的生长，都会面临三大问题：根腐病、农药残留、重金属残留，而大家熟悉的植物病虫害只是非常小的问题。但我同时相信许多人和我一样，忽略了中餐烹调习惯对健康产生的影响。

下面接着聊一聊甲状腺疾病的针灸治疗吧，甲状腺疾病的西医学诊断和治疗不再说了，这里只讲针灸治疗。我在治疗甲状腺疾病的长期临床中，筛选了几个穴位，作为组穴治疗甲状腺相关疾病的基础穴位，取得较好疗效。本组穴位适合甲状腺功能亢进、甲状腺功能减退、桥本甲状腺炎及甲状腺结节等疾病。

同一组穴位既治甲状腺功能亢进，又治甲状腺功能减退，可能吗？能！不搞针灸的人可能不理解。穴位具有双向调节性，太过与不及都可以调到适合的位置，达到一种稳态，因此《灵枢·经脉》里每一条经络循行和主治描述后，都会有这样的金句"盛则泻之，虚则补之，热则疾之，寒则留之，陷

下则灸之，不盛不虚，以经取之"。异病同治，在针灸中表现最多。举个例子，动物实验直接证明针刺素髎穴后高血糖可以下降，低血糖可以升高，但不是无限制的降，也不是无限制的升，而是把血糖调到正常范围之内，这就是针灸的奇妙之处。

我调节甲状腺功能的组穴是人迎、水突、气舍，人迎在喉结旁，胸锁乳突肌前缘，避开颈动脉；水突在喉结下，胸锁乳突肌前缘，还有定位人迎和气舍连线中点的；气舍在锁骨内侧端上缘，胸锁乳突肌胸骨头与锁骨头之间。

人迎穴又称"天五会"，和胆经在足第四五趾间的"地五会"相对应，"五"是地成之数，上出天部，可以理解为胃气上口，胃气鼓动，常见脉动于皮下迎面可观，又称人迎。"水突"为胃经向下的地之经水与胃气向上蒸发之始部，就像看地热景观，水面上热气蒸腾水泡凸起，形象点说就叫"水突"。

三穴针刺均为 0.3 ～ 0.5 寸，留针 30 分钟。一般 6 次后便可获得一定疗效，主要观察指标就是甲状腺功能的改善。

本组穴位治疗甲状腺疾病，其作用机理可从神经内分泌与免疫机制入手，最有可能找到内在逻辑关系。我要说的是，甲状腺的生理主要是三个方面：①甲状腺对代谢的影响。②甲状腺对生长发育的影响。③甲状腺对心血管系统的影响。其中甲状腺对代谢的影响又包括对产热的影响和对物质代谢的影响。人体细胞必须在适宜的温度下才能完成正常的生理活动，人体热量的产生包括两个途径：一是必然产热，二是适应性产热。

必然产热主要是腺嘌呤核苷三磷酸的代谢过程，它构成了基础代谢率。适应性产热是什么？"寒战"就是，温度降低的情况下，人们要通过寒战使骨骼肌痉挛产生热量。当然还有非寒战适应性产热途径。必然产热和适应性产热都要靠甲状腺激素完成。补充一点，甲状腺激素和甲状腺素是两个概念，后者特指 T_4。

大家注意，甲状腺对产热的影响和我在上面讲水突穴时讲过的，水突具有熏蒸作用，蒸腾胃气，产生热量，并因此得名。你再细究此穴，临近甲状腺，针灸取穴属局部近端取穴，这时你会拍案叫绝了，两千多年前的古人怎么知道那个部位可以对人体产热发生影响，让人不得不叹服古人对人体的认知与现代科学认知的高度吻合，也正是因为有太多这样的吻合，我们才必须重新审视中医。当然，首先必须要读懂古人。

四、太阳透地仓——神奇的长针透刺

太阳穴在眼角，地仓穴在嘴角，一根针从眼角扎到嘴角，脸型线条本就凹凸有致，能完成操作吗？我在临床中一般使用太阳透地仓治疗面神经麻痹，因疗效好，许多学员对此产生兴趣。主要集中在两点：①两穴相去甚远怎么透刺的。②为什么要选这两个穴位。

周围性面瘫是临床常见的疾病，大多数由于病毒感染引起，西医治疗一般选用激素、抗病毒药物及B族维生素等，临床上部分患者可以取得疗效，但有一部分患者恢复不好，甚至留有后遗症，针灸便成为不二选择。

在常规针灸治疗面瘫选穴外，几十年来我用太阳透地仓作为面瘫的主要治疗手段，疗效甚佳，有面瘫后遗症长达14年的患者也取得了疗效。

太阳穴是经外奇穴，在眉梢延长线和目外眦延长线的交会处。地仓穴是胃经的穴位，瞳孔之下嘴角外0.3寸。有人嘴大，有人嘴小，瞳孔直下只是参考，嘴角外0.3寸更好操作一些。

取4～5寸针，这是毫针中最长的针，大多情况下医院是不会备的，厂家不会量产，可以订购，再长的针就是芒针了，是另一个范畴了。

持针方法：以拇指和食指夹持针柄，食指指腹抵住针体，从太阳穴进针，向地仓穴方向平刺，针体和皮肤表面成10°～15°夹角，针的尾部和皮肤的距离能容下一个手指，大约是10°角。进针后从皮肤表面看可以观察到针体在皮下运行的轨迹，针尖部推进到地仓穴时不要刺破，针尖把局部皮肤顶起即可，操作结束后，可以留针30分钟。

为什么太阳透地仓治疗面瘫有效？从太阳穴所处位置的冠状面看，太阳穴在胃经皮部被胆经所夹，胆为少阳，是一阳；胃为阳明，是二阳，一阳生二阳。又肝胆主筋，脾胃主肌肉，少阳为枢，阳明为合，筋肉以常，则口眼开合自利。西医学如何理解呢？就好像肌电图检查，体内电极本就是一根针，曾经北京大学第三医院的肌电图室经常找我要0.5寸的针灸针去替代，说是节约成本。也因此肌电图恰能观察到针灸针进入体内的一系列电生理改变。你会看到针刺后肌肉收缩会产生运动电位，波幅及干扰相等一系列电生理的改变。再看面神经的解剖图，面神经有四支：颞支、颧支、颊支、颈支（颈支又分出下颌缘支和面神经颈支），太阳穴当颞支，抵地仓穴的部位恰是颊支，中间贯穿了颧支。针是金属制品，金属是导体，太阳透地仓，一针将面神经三支贯通连接，相当于用一根导线连接了三个电解池。由此产生的电位变化和干扰相会刺激神经的修复。

太阳透地仓治疗面瘫因疗效显著，我的研究生和科室的医生做过一些系统的观察和研究，大家可以参阅。

"透穴"是针刺治疗中容易产生奇效的方法之一，我曾用透穴方法成功抢救肺心病合并冠心病导致心源性休克的病危患者，在中西医治疗无效的情况下使用针灸，使患者脱离危险，并被中央媒体报道。太多的成功案例不断加深了我对针灸的理解和热爱。希望更多的人了解针灸，热爱针灸，学习针灸。

五、如何把住尿道口

尿，关乎健康，是水液代谢的重要途径，尿不出来，尿道失约，尿得太多，尿得太少是某些疾病的严重反应。这里介绍几个控制尿的穴位，对于患者可以起到辅助治疗作用，为医生提供一条思路，因此这里只关注末端尿的控制。小儿遗尿、中老年妇女漏尿、脑血管病引起的尿失禁等可试用本法。下面以小儿遗尿举例，大家举一反三，并介绍相关思路，大家争鸣。

小儿遗尿是针灸适应证之一，我接诊过一个11岁的女孩，多方治疗无果，前来就诊，效果还好，跟诊医生问治疗思路，幸得闲暇，可以聊一聊了。取穴：头维、太渊、中极、阳陵泉、足三里、下巨虚、申脉。操作手法：①头维：向百会方向平刺1寸。②太渊：直刺0.3寸。③中极：直刺1寸，提插补泻之补法。④阳陵泉：斜刺0.5寸。⑤足三里：直刺1寸。⑥下巨虚：直刺1寸。⑦申脉：直刺0.3寸。一周针灸3次，患儿2周愈。

下面讲一下膀胱尿液控制的病机思路。一般小儿遗尿责之于膀胱约束不利或无力，治多从补益肾和膀胱入手。我主张控尿应知调卫气。有句俚语"越穷越吃亏，越冷越尿水"，医学上有"开鬼门，洁净腑"之说，鬼门就是汗孔，净腑就是膀胱。同时膀胱属太阳经，为阳中之阳，是巨阳，主身之表，特别是在腰背部与督脉并行，加强卫外之功。卫气主一身之表，以慓悍之气抵御外邪。卫气与膀胱功能密切相关，而卫气的物质基础就是胃气，也因此治疗膀胱失约应注重补益胃气，气血生化有源，使卫气充；卫气条达，使膀胱约束有力。据此思路临床选穴，屡有效验。

在以前文章中有问"陈老师您说了穴位，没说补泻"。在此解释一下：①选穴是临床疗效的第一步，也是重要一步，手法再多，选穴不对也是梯子搭错墙。②我常对学生说，当你没有熟练掌控补泻手法时，可不使用手法，只要选穴正确，进针后靠自身调节也会取得一定疗效，也比你使用手法不正确使病情加重强。针灸得气和气至病所遵循太极原则，这一点我在1996年第4期的《中国针灸》中有论述。③患者不懂辨证，作为适宜技术还要向基层推广，我也不能保证临床医生是否能准确辨证，也不能保证操作者是否能规范地使用补泻操作手法，因此方法越简单越好。

六、有没有使人聪明的穴位

有没有让人聪明的穴位？这是一个非常有趣的问题，总是有人在问。经常有些妈妈们问我："孩子快高考了，能不能扎几针，提高分数？"也有些孝顺的子女问我："我爸（妈）最近总糊涂，能不能扎几针，千万别傻了。"

人们越来越多地关注智商问题，大概智商的枯竭会很容易把自己带入窘境吧。1914年斯坦福的比奈开始测量智商：智商＝心理年龄÷生理年龄×100。不难看出心理年龄和生理年龄这两个因素直接影响着智商，特别是生理年龄的影响，有时会让一个人的智商变得很凌乱。曾经有位老太太因头晕一周到我这儿就诊，我说："老太太，给您查个头颅CT吧。""我不查，去年查过，没事。"我解释道："您去年查时有头晕吗？""没有！""现在有头晕后查过吗？""没有！但去年CT没事，不用查！"老太太固执地说。实在没办法，于是我说："老太太，去年您十八，今年您十九，这能一样吗？"老太太顿悟："我明白了，您开单子吧。"她接过单子，走时还问了我一句："我显得很年轻吗？"我顿时觉得自己的智商被瞬间熔断了。

既然心理年龄和生理年龄影响着智商，我们能否通过干预这两个因素而提高智商呢？其中生理年龄的干预似乎更容易些，然而无论如何在针灸的所有穴位中，没有提高智商的穴位。但有很多能改善脑供血、脑功能，改变神经递质进而改善脑环境的穴位。因此在针灸治疗疾病的适宜证中包括了记忆力减退、失忆症、痴呆等与智力活动有关的疾病。

凡和脑相关的疾病，一定要记住"五脏精华之血、六腑清阳之气皆上注于头"，这是脑的生理特征，也是脑部疾病辨证治疗的关键。将五脏六腑与脑关联是中医学对脑科学的一大贡献，我在临床上按此思路曾针药并用抢救肺脑综合征、心源性休克等危重症，疗效甚佳。有人为江山如画折腰，我为古人能发现与脑相关的穴位折腰。

基于以上理论，我发现几个与脑相关的穴位，试着用一下，因为脑供血和脑环境的改善，使大脑的活跃度、反应力、记忆力等相应提升，让智商在最佳状态下工作。具体如下：①神庭穴：头部当前发际正中直上0.5寸。②曲差穴：前发际正中入发际0.5寸，旁开1.5寸。③本神穴：前发际正中入发际0.5寸，神庭穴旁开3寸。④风池穴：在胸锁乳突肌与斜方肌上端附着部之间的凹陷中，后发际两筋之间，入发际0.5寸。⑤完骨穴：耳后乳突后下方凹陷处。⑥养老穴：当尺骨茎突桡侧骨缝凹陷中。

下面就开始为大脑"充电"了，这也是我给患者设计的"健脑操"的一部分，可以自己完成，也可以亲属帮着做。

第一步：取端坐位或仰卧位，调匀呼吸。

第二步：将右手手指自然弯曲，中指指尖应在发际正中，相当于上星穴上，食指和无名指指尖与中指相距1.5寸，相当于曲差穴上，小指和大指指尖距中指3寸。

第三步：以中指为参照，其他各指距离不变，中指沿正中指线向后梳理到后发际止。力度比梳头的力量大一点就行，重复3遍。

第四步：两手拇指在耳背沟上，食指弯曲第二指节在耳轮前做拇指指腹的应力。拇指指腹上下搓摩耳背沟9遍。

第五步：双手食指指腹按揉风池穴和完骨穴各1分钟。

第六步：以拇指指腹按揉养老穴，左右各 1 分钟。

第七步：重复第二步。

至此，一个操作流程完成，每日上午、下午各 1 次即可。脑梗死、颈椎病、帕金森病、痴呆等患者的康复训练也可参照此法。至于为什么要取这些穴位，以及作为临床医生如何操作，如何进行疗效评估等可参阅我发表的论文或专题讲座，如"针刺颅底七穴治疗帕金森病""改良合刺针法治疗癫痫"以及"针刺颅底七穴与脑功能持续改善"等。

七、"睡眠组穴"治疗顽固性失眠

失眠的人很多，有入睡困难的，有醒的早的，有睡不踏实经常做噩梦的，有醒来后乏力没精神的，有嗜睡的等，这些统称"睡眠障碍"。中西医治疗该病各有建树，但你会发现，失眠的人还很多，顽固性失眠的人依然痛苦不堪。

有位世界著名的泌尿科专家说"人们对睾丸的认识还不如对地球认识的多"。如此类推，我们对大脑该是一无所知了。除了因脑部病变及其他疾病引起的睡眠障碍，绝大多数睡眠障碍是功能性的，主要责之心理因素，给些镇静安眠类药物。中医认为是神不归舍，责之于心，或心血虚，或心火妄动，并予相应的中药。我治疗失眠多从阳明经入手，特别是顽固性失眠，屡见成效，这里和大家分享。

我将中脘、足三里、上巨虚、下巨虚和神门命名为"睡眠组穴"，这个组穴疗效不错。学中医的人不难找准这几个穴位，关键是为什么用这几个穴位，以及如何使用，这也是大家特别感兴趣的。

中医治疗失眠的常规思路是治心血，因为心主神志。我选阳明经主要是以下考虑，这和简单的"胃不和则卧不安"不同。从生命发生学角度看，古生物是按照单细胞生物、多细胞生物、管腔生物等顺序发展的。管腔生物就是一个消化腔，维持内外交换。后来有了环节生物，使觅食变得主动化了，其入口慢慢刺激了环节生物的初级神经系统的头化，高级中枢登上了历史舞台，不难看出消化活动与神经系统密切相关，我说"脾胃是人的第二大脑"，讲课讲了几十年，听过我课的学生都知道，相当于现在人们热议的脑－肠轴。《黄帝内经》相关论述和隐含条目太多，不再赘述。阳明经包括手阳明大肠经和足阳明胃经，在消化系统疾病和中枢系统疾病中具有特殊的地位，我另有专述。

关于操作手法，中脘穴宜用提插补泻，足三里用捻转法，上巨虚、下巨虚分别为大肠、小肠的募穴，四穴合用清利阳明，使六腑清阳之气上升，阴平阳秘。

我们先复习一下失眠的定义，失眠是以频繁而持续的入睡困难，或睡眠维持困难并导致睡眠感不满意为特征的睡眠障碍，可孤立存在或与精神障碍、躯体疾病共存，并伴随多种觉醒时功能损害的一种主观体验。属于中医"不寐""不得眠""不得卧"等范畴，以经常不能获得正常睡眠为特征，轻者入寐困难或寐而易醒，重者彻夜不寐。

失眠专病门诊的界定：一般失眠的临床表现为入睡困难超过30分钟，伴有日间功能障碍，或者夜间觉醒的时间超过2次或经常做噩梦，或睡眠的总时间少于6小时，次日出现精神不振，浑身乏力，嗜睡及头晕脑涨等。失眠的日间功能障碍症状：疲倦感（躯体性、精神性），对事物缺乏主动性，情绪异常（心情差、易紧张、焦虑或激惹），躯体感觉不适（头痛、头晕、颈肩部僵硬感、身体某处触痛、胃肠道功能紊乱），认知功能（注意力、反应力、计算力和记忆力）下降，社交障碍，工作能力下降，工作中事故率增加，生活中幸福感下降等。失眠按照病程可以分为三大类：病程超过6个月，则为长期或慢性失眠；病程为4周～6个月，则为短期或亚急性失眠；病程未超过4周，则为一过性失眠。

失眠有多个证型，心脾两虚是其临床常见证型。《景岳全书·不寐》云："劳倦、思虑太过者，必致血液耗亡，神魂无主，所以不眠。"思虑过度、饮食不节、久病耗损气血或年老体衰等，导致脾胃运化失职，气血生化乏源，不能上奉于心，以致心神失养，阴不制阳，虚火外越。心血本虚，虚火不明，虚火无根，神气浮越，上扰神明，神不安而成不寐之疾。治疗以调补为主，通过调补心脾之虚来清虚火，火清则心静，心静则神安，神安则寐佳。因此在临床中使用"睡眠组穴"治疗失眠时可以随症加减，效果更佳。

八、谈谈针灸在癌症治疗中的应用

针灸治疗癌症一如针灸治疗软组织损伤，是具有自身潜在优势的，癌症可按古人的癥瘕积聚讨论，针灸可以通经活络，"菀陈则除之"，对癥瘕积聚更具针对性。

临床工作中针刺治疗癌症，虽然有些散在的成功病例，由于缺乏系统评价，还需要走很长的路。但针灸对于癌症的辅助治疗，其信度已经纳入肿瘤专业人员的视野。比如针刺治疗癌因性疼痛、癌因性疲乏、放化疗后恶心呕吐等。

在以往数十年的临床实践中，偶有接触肿瘤患者，但近些年门诊患者中肿瘤患者感觉一下多了起来，有的是患者主动找来的，有的是肿瘤科医生推荐过来的，这大概是因为针灸治疗痛证、疲劳症、恶心呕吐有很大优势吧。大量的成功病例，增加了针灸的魅力，也让学生增加了对针灸学习的自信。为了挖掘、整理、评价、规范针灸对癌症相关症状的治疗，我有几个研究生以此为研究目标，进行相关课题研究并撰写论文，发表在核心刊物上。虽然只是初步的，但可以与同道分享讨论。下面以我的一个研究生的课题和毕业论文为引，讲一讲我的临证心得。相关论文已发表在 2020 年第 8 期的《针灸临床杂志》上，题目为"针刺疲劳组穴治疗气血两虚型癌因性疲乏的临床疗效观察"，大家有兴趣可以参阅。

癌因性疲乏发病率较高，据研究统计 83% 以上的癌症患者会出现疲乏，而放化疗会加重这一症状。一个癌症患者在情绪和劳倦的双重压力下，对于抗癌治病无异于雪上加霜。

癌症患者的疲劳与一般疲劳不同，前者起病速度快，病情严重，持续时间长且不可预知，一般不能通过休息和睡眠来减轻，还涉及精神、情志方面的异常，如失眠、抑郁、焦虑等，严重影响到患者的日常生活及生活质量。

十多年前我到台湾的中国医药大学和中山医科大学参加学术交流，接受了两个概念：一个是中西整合医学，另一个是癌症后疲劳综合征。他们说你们叫"中西医结合"，我们觉得叫"中西医整合"更合适，中西医现在不可能结合，也不可能融合，临床上是用西医对病的现代认知，加上中医治疗方法，叫整合比较符合实际。这个话题不在这里展开讨论。这里主要说"癌症后疲劳综合征"的话题，关于癌症后疲劳，他们说目前没有统一的病名，我们觉得叫"癌症后疲劳综合征"为妥，然后给出一些理由。近年来国内对癌症相关症状的治疗研究越来越多，以最大限度地改善癌症患者的生存质量，或可促进癌症本身的治疗获得有效，对于癌症后疲劳治疗的探讨也多了起来，近几年叫癌因性疲乏的更多一些。叫什么可以商榷，至少不会影响对患者的诊断和治疗。

先说一下我的治疗方法，经过长期临床总结筛选出了一组穴位：关元、足三里、阴陵泉、三阴交、太溪、中封、神门、内关、完骨、百会。

操作：毫针直刺关元、足三里、三阴交 20～30mm，平刺中封 10～15mm，直刺太溪、内关 10～20mm，直刺神门 5～10mm，斜刺完骨 15～20mm。针刺后行捻转手法平补平泻，得气后留针 30 分钟。从化疗当天每天针刺 1 次，共治疗 7 天。

该组穴位总体有效率在 75% 以上，同时，此组穴不仅可以治疗癌因性疲劳，对其他疾病引起的疲劳综合征同样有效。

中医古籍中并没有"癌因性疲劳"这一病名，从它的症状表现来看，可将其归为"虚劳"范畴。其病机为脏腑气血阴阳亏虚，病因主要有先天不足、后天失养、外邪侵袭、情志不遂、肿瘤及放化疗等，证型以虚为主，以气虚、血虚为要，多为气血皆虚。

《素问·通评虚实论》言："精气夺则虚。"癌症患者久病，放化疗之后，形有所伤，气有所耗，血有所虚。《素问·八正神明论》说："血气者，人之神，不可不谨养。"气血不足，神失所养，因而出现一系列疲劳症状。

关元、足三里、阴陵泉、三阴交、太溪、中封为补虚要穴，关元穴内应胞宫、精室，为元阴、元阳之气闭藏之处，主诸虚劳损，既可培肾固本，亦有补益元气之效。足三里、阴陵泉分别为胃经、脾经之合穴，能健脾和胃，补中益气，可助脾胃化生气血滋先天，增强人体正气。三阴交为脾经穴，亦是肝、脾、肾三经交汇处，可调畅气机，调和气血，补脾益肾疏肝。太溪属足少阴肾经原穴，乃肾脏原气输注之处，可调补肾气，合脾胃经之足三里、阴陵泉、三阴交三穴达先后天共补之功。中封本意为中焦封藏，可补肝脾，为保养人体精血之要穴。为肝经经穴，亦有疏肝解郁的作用，配神门、内关可安心神。神门为心经原穴，可安神定志，内关为心包经络穴，亦为八脉交汇穴，通阴维脉，可养心安神。完骨为胆经穴，可调畅气机，清脑通窍。百会穴位于颠顶，为诸阳之汇，可宁神益脑，现代临床研究表明完骨、百会可改善脑供血不足。诸穴相配集调气、补血、安神于一体，使得人体气血通畅、充足，人体正气渐充，整体生命力就会得到提升，疲劳渐消。

《灵枢·九针十二原》说："夫善用针者，取其疾也，犹拔刺也，犹雪污也，犹解结也，犹决闭也。疾虽久，犹可毕也。言不可治者，未得其术也。"亦言："经脉者，所以能决死生，处百病，调虚实，不可不通。"对于这种癌症相关性的疾病，我们可以通过中医的整体观辨证论治，据证选穴针刺，调整虚实，改善人体气血运行状态，提升人体之正气，达到改善癌症患者病痛的目的。

九、天枢穴的针刺方法

天枢穴是胃经的穴位，是大肠经的募穴。是治疗消化系统疾病和部分妇科病比较有效的穴位，但要取得好的疗效，如何针刺至关重要。

根据传统中医理论，我改变了常用的针刺方法，以平刺为基础，主要在方向上把握疗效关键，使疗效倍增。具体操作是穴位消毒后，与穴位之间呈小于20°角进针，右侧针尖向下，左侧针尖向上。腹部的电生理特性是腹部的迷走神经和内脏大神经在孤束核集中投射，诱发放电。金属针具加强了这一效应。按传统说气机的调畅就是要升清降浊，一升一降的指挥棒在针尖上，再往大处说就是"知调阴阳"。

针灸的效果取决于选穴和操作两方面，就操作来说，方向不一样，深浅不一样，疗效迥异。

曾遇患者说："大夫，我颈椎难受，你给我开点药吧。"我说："扎针吧，扎针疗效好。""我不扎，我以前让别的大夫扎过，没效果。"患者答道。看来患者对针灸的理解几近于"无知"。同样一盘土豆，十个人炒十种味，针灸是动手的活，不像西药，教授和刚毕业的学生不管是谁开的药，有效都有效，没效都没效。我们有些不了解针灸的医生也会犯同样的错误，认为只要给穴位扎了针，不论是谁扎的，效果都应该一样。我还是归纳一下如果你要使用天枢穴，如何操作才能提高疗效吧。

常规操作是直刺 1 ～ 1.5 寸，但大多数的情况下，你会觉得效果平平。我在临床中，一般是这样把握的。

（1）治腹泻，只用灸法，针刺是无效的。灸一般用"雀啄"，当然最好同时灸关元穴。

（2）治便秘，针直刺，最好加大横穴。直刺也是教材上讲的规范操作，但你会发现，直刺仅仅是天枢穴主治疾病中的一小部分病证的有效操作方法。

（3）调理胃肠气机和治妇科病，我采用的就是平刺。穴位消毒后，针与穴位之间呈小于 20° 角进针，右侧针尖向下，左侧针尖向上。知易行难，方法教给你了，更多的是临床操作和体会。一个简单的动作，重复一万遍也就不简单了。希望年轻的医生都能成长。

十、应用"消渴组穴"减停胰岛素

1. 消渴组穴组成

在长期的临床中，我筛选并组方了"消渴组穴"，使近 40% 的患者减停了胰岛素，免除了每天打针注射的困扰。针灸治疗就是通过对穴位的刺激，激发经络之气，达到气至病所的治疗目的，当然我们可以把针刺变成指压，疗效会有不足，但是方便了很多，利于长期坚持，以抽丝剥茧之力，或成积沙成塔之功。这组穴位包括梁丘、足三里、阳陵泉、上巨虚、公孙、京门。以上穴位，为了方便记忆我编成了打油诗，尽量做到形象，记忆可能更容易些。

梁丘之上叩京门，三里之外拜公孙。

巨虚之侧阳陵泉，一日一临一闲身。

2. 消渴组穴的临床操作

曲池：直刺 0.8～1 寸，采用捻转补泻之泻法。合谷：直刺 0.3～0.5 寸，采用捻转补泻之泻法。足三里、三阴交：直刺 1～2 寸，采用捻转补泻之补法。上巨虚：直刺 1～2 寸，采用捻转补泻之泻法。太溪：直刺 0.5～0.8 寸，采用捻转补泻之补法。关元、气海：直刺 0.8～1 寸，采用提插补泻之补法。素髎：向上斜刺 0.3～0.5 寸，无补泻手法。针刺频率：每周 3～5 次为宜。每次留针 30 分钟左右。

3. 使用消渴组穴后减停降糖药物的注意事项

患者不可擅自更改药物或胰岛素用量，我一般控制在 9 次针灸之后，开始尝试减停药物。首先减停 1/4，继续针灸治疗 12 次，再减停 1/4；再针灸 15 次，再减停 1/4；继续针灸 18 次，将全部药物停掉。首先，不论是在哪个减停药物周期，出现症状和检验指标反弹，可以尝试延长治疗，因为我们经常使用某种药物，机体会有适应性，突然减停出现机体适应性改变是正常的，如果延长针灸周期后，不能达成既定目标，不要强行减停药物。其次，我为什么把治疗周期定在 3 天的倍数上，按隔日针灸，一周 3 次。同时机体适应性改变一般从患者心理上至少 21 天，患者心理适应期会对患者情绪产生影响，而情绪变化对血糖会产生微妙的影响。同时，体内糖代谢的观察需要看在一个时间段内的代谢水平。从中医角度看人的内环境改变至少需要 15 天以上，这是一个"气变"的时间过程。

4. 糖尿病的临床诊治体会

（1）西医治疗：以 2 型糖尿病为例，西医治疗多采用药物疗法，包括二甲双胍、胰岛素促泌剂（格列奈类及磺脲类药物）、α-糖苷酶抑制剂（阿卡波糖和伏格列波糖）、噻唑烷二酮类（罗格列酮和吡格列酮）、二肽基肽酶Ⅳ抑制剂（西格列汀、沙格列汀、利格列汀）、胰岛素等。但药物具有依赖性，且有副作用。也因此促成了我对"消渴组穴"的研究。并在使用消渴组穴时逐渐减少以上药物的使用，按每月 1/4 的药量减停，取得了成功。

（2）针灸治疗：根据我 30 余年的临床经验，可采用"消渴组穴"治疗本病，主要穴位：双侧曲池、合谷、足三里、下巨墟、三阴交、太溪、关元、气海、素髎。本组穴位以阳明经、肾经及任脉经穴为主，以益气养阴、阴阳双补，同时配合泄热存阴之法，养阴与泄热并进，补泻兼施。其中素髎穴为督脉穴，具有较强的调整血糖的作用。

（3）其他：除针刺治疗外，我还主张患者加强饮食控制和适当运动。《千金方》说："其所慎者三：一饮酒，二房事，三咸食及面，能慎此者，虽不服药而自可无它，不如此者，纵有金丹亦不可救，深思慎之！"消渴病以阴虚为本，燥热为标，故治宜滋阴润燥。消渴病患者应适度进行运动，选择合适的运动方式和强度，可采取循序渐进的运动方式，如选择健身操、散步、太极拳、快速行走、游泳等，其中具有柔和、舒展、自然、轻松等特点的太极拳，是最佳的运动方式。

此外，美国糖尿病学会（ADA）在既往指南中提出，每一例糖尿病患者都应接受医学营养治疗，强调营养在整体治疗中的重要作用。强调基于食物而非营养素的饮食策略推荐，也强调了基于族裔、个人生活方式等个性化、多样化的饮食策略推荐。

5. 针灸治疗心悟

糖尿病作为常见病和多发病，其发病率随着人们生活水平的提高、人口老龄化程度的加重和生活方式的改变而显著升高。糖尿病已成为继心血管病和肿瘤之后的第三大疾病，糖尿病及其并发症已成为严重威胁人类健康的世界性公共卫生问题。

《素问·奇病论》云："有病口甘者，病名为何？何以得之？岐伯曰：此五气之溢也，名为脾瘅。夫五味入口藏于胃，脾为之行其精气，津液在脾，故口甘也。此肥美之所发也，此人必数食甘美而多肥也，肥者令人内热，甘者令水沟满，故其气上溢，转为消渴。"《灵枢·五变》曰："五脏皆柔弱者，善病消瘅。"《灵枢·本脏》又说："心脆则善病消瘅热中，肺脆肝脆脾脆肾脆，则俱善病消渴易伤。"说明五脏虚弱是消渴病发病的内在基础。五脏为阴，主藏精，五脏虚弱则藏精不利而致阴津素亏。因此我认为，热邪伤津是消渴病的主要病机，脾肾是其根本。故消渴病的治疗应以滋阴清热、补益元气、补肾养脾、节饮食和慎起居为主。

工作 30 余载，我采用"消渴组穴"治疗本病。组穴立意之本是建立在传统中医理论对本病的认识基础上的，本病以阴虚为本，燥热为标，五脏同病，以肺、脾、肾为主，重在脾肾。"消渴组穴"采用的穴位主要作用为滋阴清热、益气固元、补脾益肾，以阳明经、肾经及任脉穴位为主。糖尿病患者的生命质量与血糖有密切的关系，要提高生命质量需保证血糖的平稳。组穴中素髎为督脉穴，经我多年临床发现此穴具有较强的调血糖作用。

"消渴组方"的应用可总结为：①从经络角度，兼顾脾、胃、肾的调节，取穴三阴交、太溪、足三里，益肾健脾养胃。②与从五脏论治消渴病相比，更重视从清热养阴角度着手治疗，取穴足三里、下巨墟、合谷、曲池，清阳明之热，以复阴津。③认识到元气虚弱在消渴病发病中的作用，以任脉的关元、气海调补元气。④针刺素髎快速调整血糖。⑤针刺不仅能调节胰岛功能，更是一种全身多系统的调节。

十一、腰痛的同病异治

临床上对于腰痛的针灸治疗取穴我总结了几种。第一种：委中穴，这是最正统的，"腰背委中求"，但你会发现，不是所有的腰痛取委中穴都能取得效果。第二种：局部取穴，如夹脊、腰阳关、八髎等。第三种：平衡针的治疗，取阳白穴连线中点，印堂上寸许。第四种：经外奇穴腰痛点，在手背上。第五种：阿是穴，以痛为腧。第六种：中渚穴，这个穴位不错，我喜欢用，我的学生拿它做过课题，以论文形式发表了。

同病异治应取决于几方面，因为目前还不好系统评价哪一种取穴是最优的，但临床各显神通，经常会有临证佳话传出，说谁治腰痛一针见效等。一方面腰痛致病因素很多，选穴当有取舍；另一方面如果传承好，哪怕一种取穴法，只要精透，也会有佳效。因为同一个穴位，方向、深浅、手法不一样，疗效也是不一样的。

早在《黄帝内经》中就有大量关于腰痛的记载。《灵枢·经脉》言："膀胱足太阳之脉……是动则病……腘如结，踹如裂……是主筋所生病者……项背腰尻腘踹脚皆痛，小趾不用。""胆足少阳之脉……是动则病……心胁痛不能转侧……是主骨所生病者……胸胁肋髀膝外至胫悬钟外踝前及诸节皆痛，小指次指不用。""肾足少阴之脉……是动则病……面如漆柴……是主肾所生病者……脊股内后廉痛。""肝足厥阴之脉……是动则病腰痛不可以俯仰。"可见，在中医学看来，腰痛与膀胱经、肾经、胆经、肝经都有关系。同时《灵枢·经筋》曰："足太阳之筋……其病小趾支跟肿痛，腘挛，脊反折。""足少阳之筋……其病……引膝外转筋，膝不可屈伸，腘筋急，前引髀，后引尻。""足太阴之筋……其病足大指支，内踝痛，转筋痛，膝内辅骨痛，阴股引髀而痛。""足少阴之筋……其病足下转筋，及所过而结者皆痛及转筋……阳病者，腰反折不能俯，阴病者，不能仰。""足厥阴之筋……其病足大指支，内踝之前痛，内辅痛，阴股痛转筋。"可见，腰痛与膀胱经、肾经、脾经、胆经、肝经等经筋也有关系。

无论何种腰痛，一般来讲，腰椎没有器质性改变的，针灸治疗可以较快痊愈，而腰椎有器质性改变的患者往往恢复起来比较慢，但针灸也可以缓解症状，改善患者的生活质量。因此我倡导腰痛的针灸治疗，大部分患者都可以通过针灸治疗获益，若单纯针灸疗效不佳则可以配合刮痧治疗，多可取效。

腰痛治疗的选穴：一般以腰部夹脊、肾俞、腰阳关、命门、委中等为使用频率较高的穴位。我的选穴经验和治疗如下。

1. 针刺配合刮痧治疗腰肌劳损

（1）针刺治疗：①取穴：后溪（双），肾俞（双），命门，大肠俞（双），腰阳关，关元俞（双），委中（双）。②针具：一次性无菌针灸针，规格0.25mm×40mm。各穴位均采用解剖定位选穴，均用平补平泻手法，诸穴得气后留针30分钟，每10分钟行针1次。

（2）刮痧治疗：①部位：腰部。②器具：水牛角刮痧板，刮痧润肤油。③操作：起针后患者取直立位，双手扶床，微屈腰部，使腰部皮肤稍绷紧，涂抹刮痧油，刮痧板与皮肤成45°角，自上而下循经刮拭腰部足太阳膀胱经，从肾俞、志室到次髎、秩边。施术10分钟，要求使刮痧部位仅出现皮肤潮红、散在出血点即可。

（3）疗效评价：参照《中药新药临床研究一般原则》（2002）拟定标准。

采用尼莫地平法计算，公式：[（治疗前积分—治疗后积分）/治疗前积分]×100%。痊愈：腰痛等症状体征积分减少≥95%，腰部活动自如。显效：腰痛等症状体征积分减少≥70%，<95%，腰部活动不受限。有效：腰痛等症状体征积分减少≥30%，<70%，腰部活动改善。无效：腰痛等症状体征积分减少<30%，腰部活动无改善。

从临床结果分析评价来看，针灸配合刮痧治疗本病，充分发挥了两种治疗方法的优势，一是穴位和经络的调节作用；二是经筋对软组织结构的调理作用，有效率达83%以上。

腰肌劳损是一种以腰部疼痛、功能障碍和自主神经功能紊乱为主要症状的疾患，属于中医学"腰痛""筋伤""痹证"等范畴。中医认为本病主要的外因有感受外邪、外伤迁延、慢性劳损，主要的内因是气血不足、肝脾肾亏虚等。西医学认为腰肌劳损的发病机制主要是腰部脊柱周围的韧带、筋膜、肌肉、脊柱关节突间关节滑膜（小关节滑膜）等软组织由于各种原因导致损伤后，出现炎症、粘连、纤维化，这些病变刺激、压迫神经末梢和营养血管，导致局部循环、代谢障碍，由于代谢产物积聚与炎性物质的产生，进一步导致了以腰痛为主症的系列临床症状。刮痧疗法刺激体表经络，使腠理开泄、祛邪于表，达到疏通经络、排毒祛瘀、宣通气血的目的，从而调节脏腑经络气血阴阳之平衡。后溪为手太阳经腧穴，手足太阳经相接，此穴又为八脉交会穴之一，通督脉，而足太阳、督脉均行于腰背部，故本穴治疗腰痛疗效显著；委中为膀胱经穴，足太阳主筋所生病，加之"经脉所过，主治所及"，可通调足太阳经气而散风寒之邪，是为"腰背委中求"；肾俞、命门、关元补肾培元、舒筋活络；大肠俞、腰阳关祛寒除湿、疏通经络。将刮痧与针刺有机结合，共奏壮腰培元、扶正祛邪、舒筋活络之功，达到协同强化的目的，明显提高了中医治疗该病的疗效。

2. 针刺中渚、后溪治疗坐骨神经痛

取穴：中渚、后溪（均取患侧的穴位，两侧都有疼痛的患者，取两侧的穴位）。器具：不锈钢针灸针（0.25mm×40mm），进针深度为1～1.5cm。急性期患者行强刺激手法，以泻法为主，嘱患者缓慢活动腰部，尽量使腰部活动到最大范围。亚急性期患者行强刺激手法，以泻法为主，嘱患者活动腰

部，范围由小到大，直至疼痛减弱或消失。缓慢发病患者，先缓慢进针，以补法为主，待患者获得酸麻胀痛等得气感后，再予较强刺激手法，行泻法。治疗时间及周期：针刺为隔日 1 次，每次留针 30 分钟，中间行针 2 次，20 天为 1 个疗程。治疗结束后随访 3 个月。结果显示，中渚配后溪具有疏经通络、解痉止痛的作用，治疗坐骨神经痛效果显著。

中医学将坐骨神经痛归为痹证范畴。《素问·痹论》曰："所谓痹者，各以其时，重感于风寒湿之气。"《景岳全书》言："痹者，闭也，以血气为邪所闭。"针灸治疗此病临床效果佳，副作用小，患者依从性好，为很多医者所采用。传统针刺多突出使用古典针法，如巨刺法、齐刺法、火针淬刺法、龙虎交战法、青龙摆尾针法，临床操作较为复杂。某些研究者也与现代技术相结合，通过刺激神经干或加电针等方法来加强传统针灸的疗效。

坐骨神经痛主要以足少阳胆经和足太阳膀胱经的循行部位疼痛为主，中渚和后溪分属手少阳三焦经和手太阳小肠经，为五输穴之输穴，即经气所注之处，足之三阳走于里，手之三阳走于表，故我选用此二穴以平两经之经气，去两经之邪气，以疏经通络、解痉止痛。此法在临床上使用方便，治疗用时短，治疗过程中痛苦小，从而提高了患者依从性。这种治疗方法突破了传统针灸治疗学循经取穴的限制，取穴少而精，临床应用更便捷，且起效快，镇痛迅速，疗效显著，常可见到患者自诉触电感发生后疼痛顿失。另外，该方法疗程短，安全性高。

十二、哑门深刺，于最危险处获得成功

我在"颅底七穴"的选穴中，哑门穴是疗效的关键。但哑门穴属于危险穴位，安全性始终是掌控的关键，也是技术难点。哑门深刺是颅底七穴的技术特点，如何深刺，刺多深，向哪个方向刺，如何控制针感一直是学习者最关心的问题。我一般深刺哑门在 1.5 寸以上，并对深刺和浅刺进行过疗效比对，在治疗帕金森病时，只有深刺才能取得较好的疗效。这里，我们可以系统地回顾一下哑门穴。

1. 概述

命名：哑门穴，首见于《素问·气穴论》。《铜人腧穴针灸图经》以主治功能命名，称哑门。《素问·气穴论》有瘖门、喑门之称；《针灸甲乙经》有舌厌；《针灸甲乙经》称舌横；《外台秘要》称横舌；《东医宝鉴》有舌肿等别称。

位置：哑门穴位于项后正中线上，位于项后后发际上5分凹陷处，靠近头部，水平与寰枢椎椎间相对，深部为延髓与脊髓延续部分，上邻枕骨大孔。哑门穴属督脉，为督脉、阳维脉的交会穴。

文献记载：①《扁鹊神应针灸玉龙经》：哑门一穴两筋间，专治失音言语难。②《普济本事方》：孔最、哑门疗喑不能言。③《黄帝明堂经》：舌急不言如何治？答曰：舌急针喑门，舌缓针风府，得气即泻。④《玉龙歌》：偶尔失音，言语难，哑门一穴两筋间。⑤《百症赋》：哑门、关冲，舌缓不语而要紧。⑥《针灸甲乙经》：舌缓，喑不能言，刺哑门。⑦《针灸资生经》：舌急不言如何治，舌急针喑门，舌缓针风府。⑧《铜人腧穴针灸图经》：治颈项强。舌缓不能言诸阳热气盛，鼻衄，血不止，头痛，头风汗不出。寒热风痉，脊强反折，癫疾。⑨《针灸大成》：主舌急不语，重舌，诸阳热盛，衄血不止，脊强反折，瘛疭癫疾，头重风汗不出。⑩《圣济总录》：治舌急。⑪《针灸聚英》：治舌重。⑫《类经图翼》：治中风尸厥，暴死不省人事。⑬《医宗金鉴》：主中风舌缓暴喑不语，伤风伤寒，头痛项急不得顾，抽搐等病。

功效：针刺此穴可疏通头部经脉，调理阴阳气血，调节神经系统的功能。可利咽通络、活血止痉、醒脑息风、开窍醒神。归纳起来可治疗三类病证。

（1）失语失音：《难经·二十八难》载"督脉者，起于下极之俞，并于脊里，上至风府，入于脑"。《针灸甲乙经》言"哑门入系舌本"。能治舌的相关病证。由于该穴深部为延髓，而失音失语与延髓、喉舌的功能失常有关，故能主治喉喑病证。此外，凡脑病、温邪上攻损伤神明或其他原因而致声之机关不利引起的音哑失语及慢性咽喉炎等均可针刺本穴。

（2）神志异常：本穴为回阳九针穴之一。有开窍醒脑的作用，凡脑源性疾病如各型脑炎、脑膜炎、中毒性脑病、脑血管意外，以及大脑发育不全、脑性瘫痪、部分药物中毒、痿病、癫证、狂证等引起的痴呆、神志异常，均可采用本穴。

（3）经脉病：阳维脉循行项后，与督脉会于风府、哑门、督脉，并脊入脑与足厥阴会于颠顶。《素问·骨空论》曰："督脉为病，脊强反折。"因此项背强急的督脉病证、头项强痛的阳维脉病证、后头痛等均可采用本穴。另外，该穴对痉病、破伤风、尸厥、舞蹈病、震颤麻痹、脑震荡后遗症、高血压、失眠、神经性呕吐、神经官能症等亦有一定疗效。

研究发现，针刺哑门穴能改善脑血管的弹性，对脑血管收缩与舒张有双向调节作用，还可通过动脉系统、肾上腺素和胆碱能神经纤维调节脑血管的收缩与舒张，使椎基底动脉系统的血流发生变化，改善脑供血状况，恢复神经系统的功能，从而达到治疗疾病的目的。

2. 针刺操作

（1）体位：针刺时患者取伏案正坐位，头部前倾，双手自然垂下。定位在后发际正中直上 0.5 寸的凹陷中取穴，平对第一颈椎（寰椎）与第二颈椎（枢椎）之间的椎间隙。

（2）针刺方向：针尖向下，对准口唇或下颌方向进针。伤及延髓的可能性最小，安全性最高。而直刺和向上斜刺都有一定的危险性，不能刺入过深。如果针刺方向不当，由颅底枕骨大孔入颅而达延髓，从而造成严重事故甚至危及生命。《素问·刺禁论》言："刺头中脑户，入脑立死。"

（3）针刺深度及禁忌：《素问》首载"哑门，针四分"。《针灸甲乙经》云："喑门……在后发际宛宛中，入系舌本，督脉、阳维之会，仰头取之，刺入四分，不可灸，灸之令人喑。"《备急千金要方》载："不灸。"《铜人腧穴针灸图经》云："针二分，可绕针八分，留三呼，泻五吸，泻尽更留针取之。禁灸，灸之令人哑。"《神灸经纶》谓："禁灸。"《医宗金鉴》载："刺二分，不可深，禁灸。"近人针刺深度有所增加，但如深刺不当，确有一定危险，曾有"针刺哑门致蛛网膜下腔出血"的报道。《针灸学讲义》记载："直刺 3～4分，不宜深刺。"《针灸学》载："直刺或向下斜刺 0.5～1 寸。"

现代研究表明：深刺时进针深度与身高、头围、胸围、同身寸无相关性，与颈围呈正相关，其深度一般相当于颈围的 12%～16%（最小者为 8%，最大者为 18%）。应用 CT 技术对风府、哑门的针刺安全深度进行了测量研究，以针刺至硬脊膜为安全深度，经初步统计，哑门穴安全深度为 4.49cm，相当于 2.1 个同身寸。临床上应将针刺的深度与得气感结合起来，以得气为主要标准，在深刺过程中，只要有针感达到头部或某一肢体时（一般在 1.5 寸以上），即当停止进针，若无此针感可继续进针，但在 2.5 寸以上，虽无此放射感也不应再深刺。

针刺经皮肤、皮下组织，穿过项韧带、棘间韧带到达硬膜外腔，穴区布有枕动脉、枕静脉分支、棘间静脉丛、第三枕神经和枕大神经，深部为脊髓上端和延髓。在进针过程中，如遇到坚韧而有弹性的阻力，为项韧带、弓间韧带或环枕后膜，然后针下出现空松感，说明针尖已进入椎管内硬膜外腔，如再遇到柔软阻力则说明针尖已到硬脊膜，应予注意。如患者针后出现头昏头痛，应考虑是否已造成蛛网膜下腔出血，并立即采取急救措施。

针刺哑门可以影响凝血功能，使血液纤溶系统活性增强，纤维蛋白原含量减少，有利于脑出血部位的血块溶解、吸收。针刺哑门、华盖，可使白细胞总数和中性粒细胞增多、百分比增加，嗜酸性粒细胞减少，也可使淋巴细胞减少，并可促进骨髓造血功能。

我们重新回到"颅底七穴"治疗帕金森病上来，我在治疗帕金森病时，一般让患者取坐位，头微微前倾与垂直线呈 15°，以左手为压手，抵住患者头部，右手持针，在与颈部成直角进针，在 1.5 寸处停针，调整放松自己，准备使用手法。手法轻提轻插，遇有阻力绝对不可大力通过，可轻调方向，试探进针。这时往往会有针尖被抓住的感觉，这就是针感，是取得疗效的关键。

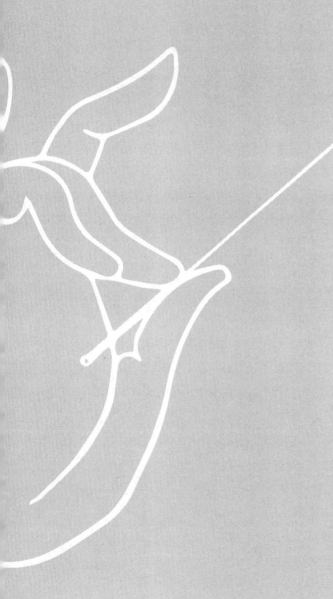

第四章

验案选粹

第一节　内科病证

一、脑梗死

韩某，男，61岁。2018年9月6日初诊。

1个月前因暴怒，晨起发现右侧肢体活动不利，抬举受限，伴头晕头痛，言语欠流利，查头颅CT示左侧基底节区散在多发低密度缺血灶。曾于当地医院就诊，诊断为多发腔隙性脑梗死。予改善微循环、清除脑自由基、营养神经等治疗，具体不详。现遗留右侧肢体活动不利，偶有耳鸣，伴腰膝酸软。专科查体：伸舌右偏，右侧上肢肌力2级，右侧下肢肌力4级，膝腱反射迟钝，左侧浅感觉消失，病理征未引出。舌紫暗，苔黄腻，脉细滑。

中医诊断：中风——中经络。

辨证：肝肾阴虚，水不涵木。

治法：滋阴潜阳，醒脑开窍，祛痰通络。

针灸处方：廉泉、旁廉泉、极泉、尺泽、内关、合谷、阳陵泉、足三里、三阴交、丰隆、委中、解溪。

操作：廉泉、旁廉泉刺向舌根1.5～2寸，用提插泻法。极泉取右侧，患者右臂外展110°，沿经下移1～2寸，在肌肉丰厚的位置取穴，直刺1～1.5寸，用提插泻法，以上肢连续小幅度抽动3次为度。内关采用提插捻转相结合的泻法，直刺1～1.5寸，施术1～3分钟。委中采用提插捻转相结合的泻法，直刺1～1.5寸，至患侧下肢连续抽动3次为度。三阴交针尖向后斜刺45°进针，提插补法，进针1～1.5寸，以患侧下肢有放射感为度。余穴常规针刺，留针30分钟。一周行3次治疗，10次为一个疗程。

经过一个疗程治疗后，右侧肢体活动较前灵活，右上肢抬举略受限，语声清晰。查体：伸舌右偏，右侧上肢肌力 4 级，右侧下肢肌力 4$^+$ 级，左侧浅感觉恢复正常，生理反射存在，病理反射未引出。后巩固治疗一个疗程，病情稳定。

按：窍闭神匿，神不导气为中风病的总病机，故以醒脑开窍为总治则。极泉为手少阴心经穴位，主血脉，有醒神导气、疏通三阴三阳经气之功，导神以任万物。故可以起到通经导气增气之功效，恢复并增加支配肢体的运动之气。尺泽属手太阴肺经合穴，主治肘臂挛痛，肘关节屈伸不利等症。内关为八脉交会穴之一，通于阴维脉，属厥阴心包之络穴，有养心宁神、疏通气血之功。委中是足太阳膀胱经的合穴，《针灸资生经》载其治疗"脚弱无力，腰尻重，曲中筋急，半身不遂"。从经络走行看，足太阳膀胱经直行上循颠顶，向里通于脑。通过对委中的强刺激，促使脑中瘀滞疏通，气血流畅，废肢能用。三阴交为足太阴、足厥阴、足少阴三经之会，有益肾生髓之效。内关、委中、极泉、尺泽等穴可开窍醒神通络，促进脑组织的代谢和修复，改善大脑的生理功能。补三阴交既可生髓醒脑，又可滋水息风，补泻兼施，则收到标本兼顾、相得益彰之效。合谷为手阳明大肠经原穴，阳明经多气多血，合谷又位于关口，为人身气血之大关，可调气活血，通经止痛，又有息风镇痉、醒脑开窍之效。阳陵泉是足少阳之脉所入为合的合上穴，为八会穴之筋会。《针灸大全》云其"膝肿并麻木，冷痹及偏风，举足不能起，坐卧似衰翁，针入六分止，神功妙不同"，有活血通络、疏调经脉的作用，主治半身不遂，下肢痿痹。足三里、丰隆、解溪同属足阳明胃经。足三里有补益肝肾、濡润宗筋的作用，主治足痿失履不收；丰隆穴为胃经之络穴，别走于足太阴脾经，刺之可通调脾胃气机，使气行津布，中土得运，湿痰自化；解溪有补益气血、强健经筋的作用，可以有效改善脑供血不足的状况。三穴相配，共奏健脾化痰通络之功。同时配合针刺廉泉、旁廉泉以改善患者言语不利的症状。

二、眩晕

李某，女，34 岁。2018 年 3 月 26 日初诊。

发作性视物旋转伴后枕部麻木 2 个月。体位改变可诱发，查头颅 CT 未见异常。经颅多普勒超声示椎动脉血流速度增快。舌质淡，苔薄白，脉细。既往体健。平素纳差乏力。

中医诊断：眩晕。

辨证：肝阳上亢。

治法：镇肝潜阳。

针灸处方：风池、完骨、天柱、哑门、太溪、太冲。

操作：风池进针 1.2 寸，针尖向对侧眼睛；完骨进针 1 寸，针尖向鼻尖，均采用捻转手法，平补平泻，以 120 次 / 分捻转 2 分钟；天柱垂直进针 1 寸；哑门垂直进针，针尖略向下，患者头部不得前后俯仰，并在 1～1.5 寸范围内提插 9 次，禁止刺入硬膜。留针 30 分钟。一周行 3 次治疗，10 次为一个疗程。

针灸治疗两周后，患者诉眩晕发作次数减少，后枕部麻木症状消失。一个疗程后，患者眩晕症状不明显，为防复发，坚持治疗两周。后未来就诊，半年后电话随访，患者诉症状未发作，已痊愈。

按：《类证治裁》载眩晕"良由肝胆乃风木之脏，相火内寄，其性主动主升；或由身心过动，或由情志郁勃，或由地气上腾，或由冬藏不密，或由高年肾液已衰，水不涵木，或由病后精神未复，阴不吸阳，以至目昏耳鸣，震眩不定"。我认为眩晕病因病机多为年老肝肾之阴日渐亏虚，水不涵木，阴不制阳，阳亢于上，肝风上扰兼脑失所养而发。治疗上当补虚泻实，调整阴阳，选用我所创立的"颅底七穴"（风池、完骨、天柱、哑门）为主穴以平肝息风、补肾益脑、平调阴阳治疗。风池为足少阳与阳维脉交会穴，"诸风掉眩，皆属于肝"，肝胆互为表里，胆气升则气机生发，气血得以上注于头，胆属木，阳维脉维系诸阳，故取之可平肝息风，疏通经络，调和气血，明目益聪，除眩止晕。正如《通玄指要赋》云："头晕目眩，要觅于风池。"天柱是足太阳膀胱经穴位，《灵枢·经脉》载足太阳经"入络脑"，古籍中亦有诸多论述。《铜人腧穴针灸图经》云："天柱，今附治颈项筋急，不得回顾，头旋脑痛。"《灵枢·寒热病》言："暴挛痫眩，足不任身，取天柱。"《针灸甲乙经》谓："眩，头痛重，目如脱，项似拔……天柱主之。"天柱穴为治疗眩晕之要穴，又膀胱与肾相表里，肾主骨生髓，通于脑，故犹如支柱的天柱穴有上下连贯的作用。完骨是足少阳胆经穴位，又是足少阳胆经与足太阳膀胱经的交会穴,《太平圣惠方》曰:"完骨二穴……主风眩项痛,头强寒热。"指出完骨穴可治眩晕、项痛、头痛等病。故针刺完骨、天柱以补肾益髓、止眩通络。哑门属督脉,是督脉与阳维脉的交会穴。督脉总督人体一身之阳,"督脉者,起于下极之俞,并于脊里,上至风府,入属于脑,上颠循额,至鼻柱,阳脉之海也"。阳维脉维系一身之阳经,《针灸大成》载"阳维脉者,维于阳,其脉起于诸阳之会,与阴维皆维络于身。若阳不能维于阳,则溶溶不能自收持。其与督脉会,则在风府及哑门"。哑门穴可以看作人体一身之阳的聚结点,刺之可潜阳息风以止眩。眩晕病位在头部清窍,而风池、完骨、天柱、哑门位于脑后项部,根据脑穴的近治原理,可调整脑部的功能,以达到平肝息风、补肾益脑、平调阴阳的目的,体现了中医"谨察阴阳所在而调之,以平为期"的思想精髓。同时配以太冲、太溪以滋水涵木、平肝潜阳。临床可以"颅底七穴"组穴为底方随症治之,痰浊上蒙加中脘、丰隆健脾和中,除湿化痰;气血不足加气海、血海补益气血;肝肾阴虚加肝俞、肾俞、太溪滋补肝肾,培元固本。

三、头痛

郑某,女,34岁。2018年4月3日初诊。

阵发性头痛4年余。症状每因受凉后发作,左半侧头为著,呈掣痛,时有后枕部跳痛,时有颈痛。食纳可,二便调,眠可,舌质暗,有瘀点,苔薄白,脉细。既往体健。

中医诊断:头痛。

辨证:瘀血阻络。

治法:活血化瘀,行气止痛。

针灸处方:率谷、头维、大椎、翳风、风池、合谷。

操作:常规针刺,留针30分钟。

中药处方:红花10g,白芍20g,钩藤10g,牡丹皮10g,炙甘草6g,大黄6g,葛根12g,川芎10g。每日1剂,水煎分2次服,14剂。

针药并用治疗2周后,患者自诉头清爽,头痛症状近一周未再发作,受凉后头部略有不适，无疼痛。

按：率谷为足太阳、少阳经之交会穴。胆经的水湿之气在此吸热后化为阳气而上行天之上部，善治头面诸疾。头维为足阳明胃经、足少阳胆经及阳维脉三条经脉之交会处，刺激头维具有通络止痛的效用。大椎指手足三阳的阳热之气由此汇入本穴并与督脉的阳气上行头颈，穴内气血为人体的各条阳经上行气血汇聚而成。翳风为手足少阳之会，具有疏风通络、清热散结的功效。风池为足少阳、阳维脉之交会穴，具有祛风通络止痛的作用。合谷为手阳明大肠经原穴，手阳明经多气多血，且大肠与肺相表里。肺主一身之气，朝百脉，故合谷主调气，轻清升散主升，能疏风解表，通降肠胃，行气开窍。合谷为升清降浊、行气止痛之要穴，是治疗各种疼痛和气血瘀滞不畅的特效穴。

中药处方中红花具有活血通经、散瘀止痛的功效。川芎行气活血，可以起到行气开郁、活血止痛的作用，为诸经头痛之要药。现代药理研究表明其提取物中有多种有效成分能够降低外周血管阻力、毛细血管通透性及血液黏稠度，增加脑血流量，改善脑部微循环，从而达到治疗头痛的目的。葛根甘平，"主消渴，身大热，呕吐，诸痹，起阴气，解诸毒"，《名医别录》云其"主治伤寒中风头痛"，此外葛根还具有升举阳气的作用，可以引药上行，直达病所。白芍养血敛阴，柔肝止痛；甘草甘温，缓急止痛，两药合用可以缓解血管痉挛，治疗中枢性或末梢性的筋系挛急，以及因挛急而引起的疼痛。钩藤具有镇静降压、清热平肝、息风定惊的功效。《药性赋》曰："钩藤甘寒专解痉，功在清热息肝风。"《本草纲目》谓其"大人头旋目眩，平肝风，除心热"，故临床常治疗肝经有热的头晕目眩、头胀头痛、风热头痛、高血压、疹出不畅等。牡丹皮性微寒，味苦、辛，归肝、心、肾经，具有活血化瘀、清肝明目、清热凉血等功效，对于骨蒸无汗、吐血衄血、闭经痛经、温毒发斑、跌仆伤痛等疾病有很好的治疗作用。现代药理学研究表明牡丹皮具有抗凝血、降压、镇痛作用。大黄具有活血的功效，配合牡丹皮能活血化瘀。

四、面瘫

李某，女，55岁。2019年7月29日初诊。

右侧口眼㖞斜 2 年余。曾于北京中医医院行针灸治疗，症状有所改善，半年前于吹空调受凉后症状加重，患侧额纹消失，眼裂增大，鼻唇沟变浅，口角下垂，歪向右侧，无舌麻，无味觉消失。舌质淡，苔白腻，脉弦滑。

中医诊断：口僻。

辨证：风痰入络。

治法：疏风化痰通络。

针灸处方：太阳、地仓、攒竹、鱼腰、迎香、颧髎、四白、阳白、翳风。

操作：太阳透地仓采用横透刺法，用 4 寸针针刺，以针尖与皮肤成 15°～30° 夹角从太阳穴进针，横卧针体，缓缓将针从皮下直透至地仓穴。攒竹向鱼腰方向透刺。诸穴均用平补平泻法，留针 30 分钟。一周行 3 次治疗，10 次为一个疗程。

经过一个疗程治疗，仔细观察可看出轻微的功能减弱，面部静止时对称张力正常，上额运动中等，口轻度不对称。采用 H–B 面神经功能分级与面部残疾指数 FDI 量表中的躯体功能 FDIP 和社会生活功能 FDIS，根据量表中提出的问题对治疗后进行综合疗效评价。患者 H–B 量表测试为 Ⅱ 级，FDIP ≥ 15 分，FDIS ≤ 15 分。评估为显效。

按：对周围性面瘫的治疗，《灵枢·经筋》提出"燔针劫刺，以知为数，以痛为腧"的经筋治疗理论，杨上善道："腧，谓孔穴也，言筋但从筋所痛之处，即为孔穴，不必要须依诸输也……遂以病居痛处为腧。""透刺经筋法"遵循"以痛为腧"的取穴原则，将针刺直接作用于病变部位，更体现了《素问·调经论》所说的"病在筋，调之筋"的理论，故而周围性面瘫当从经筋论治。《灵枢·经筋》云："足之阳明，手之太阳筋急，则口目为僻。"周围性面瘫主要指眼部和口颊部筋肉的症状，由于足太阳经筋为"目上冈"，足阳明经筋为"目下冈"，故眼睑不能闭合主要因足太阳和足阳明经筋功能失调所致，口颊部主要为手太阳和手、足阳明经筋所主。太阳为经外奇穴，具有疏解头风之功效，作用于足太阳经筋可改善目上冈的功能。地仓属于足阳明胃经，为手足阳明、任脉、阳跷脉之会，可祛风止痛、舒筋活络，作用于足阳明经筋可改善口颊部及目下冈肌肉的功能。攒竹为足太阳膀胱经脉气之所发，功善宣散太阳经之风火，疏风清热，为治疗前额痛、眼部疾病等经穴局部病证之常用穴；透刺鱼腰穴可改善抬眉和闭目等肌肉功能。太阳透地仓、攒竹透鱼腰，可加强刺激量，使气血畅达，改善面部的血液循环，疏风通络，促进疾病恢复。迎香、颧髎、四白、阳白均为局部取穴，疏通面部经气。配合针刺翳风解除风邪、祛痰通络止痛。

五、心悸

王某，男，38 岁。2019 年 8 月 5 日初诊。

患者无明显诱因出现胸闷气短 2 年，久坐或夜间加重，入睡困难，曾于医院就诊，自述心脏检查未见明显异常，具体不详。2 年间症状反复发作，近日症状加重，为求进一步治疗遂到我处就诊。自诉平素工作繁忙，压力较大。患者舌红，苔黄腻，脉弦滑。

中医诊断：心悸。

辨证：肝火扰心。

治法：清肝泻火，安神定悸。

针灸处方：丘墟、照海、膻中、内关、神门、足三里。

操作：丘墟用 3 寸毫针直刺 2～2.5 寸，针尖向照海方向，以局部酸胀或触电感为度；余穴常规针刺，留针 30 分钟。一周行 3 次治疗，10 次为一个疗程。

中药处方：黄芩 9g，柴胡 6g，龙胆草 3g，合欢皮 12g，当归 6g，白芍 9g，牡蛎 20g，茯苓 15g，甘草 6g。7 剂，水煎服，日 2 次分服。

患者第一次针刺后自诉心悸症状已好转大半，针药并用治疗 1 周后，心悸症状已明显改善，发作频率减少。三个疗程后诉心悸少有发作，基本痊愈。

按：心悸病位主要在心，与肝、胆、肾、脾有关。该病的发生多因平素体虚，或病后失养，或忧思劳倦，或紧张抑郁，导致肝失疏泄，脾失健运，心神失常，脏腑阴阳气血失调，日久脏腑功能紊乱所致。情志因素多为其发病重要因素，故治疗当以疏肝健脾，安神定悸，调整阴阳为要。丘墟为胆经原穴，为脏腑原气经过和留止之处，肝胆互为表里，功能主治相关，《灵枢·九针十二原》言"脏有疾，当取之十二原"，故丘墟可治肝之病变。照海为肾经与阴跷脉之交会穴，为足少阴脉气汇聚之处，而阴跷脉为"少阴之别，上循胸里入缺盆"，故针刺照海可调阴宁神，治疗各类心胸疾病。取此二穴能协调肝肾，调整气血阴阳盛衰，从而使心神得安而愈心悸、怔忡之疾。现代研究显示该穴可改善心肌缺血缺氧状态，调节植物神经功能等。针刺时采用透刺针法，一针两穴，在横透时必经过足阳明胃经、足厥阴肝经及足太阴脾经，而此三经的循行均可到达胸部。取此二穴透刺，刺之不仅可缓解局部心悸症状，还能达到疏通经气，调整阴阳的目的，所谓"阴平阳秘，精神乃治"。此外，透刺法还具有针刺感强、用穴精简、患者痛苦少的特点和整体调整的优势。膻中为心包募穴，且为气会，针刺该穴可调畅气机，缓解胸闷等症，与内关、神门等穴相伍宁心安神，可取得稳定疗效。足三里是足阳明胃经的合穴，又为五输穴之合穴，具有健运脾胃、通经活络、扶正培元、强身益气之功。研究表明，针刺足三里对血管舒张功能、血压、心率、心脏功能也有着良好的调节作用。中药采用龙胆泻肝汤加减化裁以清肝胆火，加用合欢皮以疏肝解郁，配以白芍养血柔肝，牡蛎清心镇静，茯苓宁心安神。针药结合，辨证论治，故可见效。

六、失眠

刘某，女，54岁。2018年3月22日初诊。

20余年前无明显诱因出现失眠。入睡困难，平素偶服安定辅助睡眠，近1年失眠症状加重，现为求针灸进一步对症治疗，于我处就诊。经颅多普勒超声检查未见异常。查体：患者神清，言语流利，理解力、计算力、定向力正常。双侧瞳孔等大正圆，直径约3mm，对光反射灵敏，双眼球各项活动充分，无眼震、复视，伸舌居中。余颅神经检查未见异常。生理反射存在，病理反射未引出。舌红，少苔，脉细数。

中医诊断：不寐。

辨证：心肾不交。

治法：滋阴降火，养心安神。

针灸处方：百会、足三里、阴陵泉、中脘、内关、神门、太溪。

操作：常规针刺，留针 30 分钟。一周行 3 次治疗，10 次为一疗程。

中药处方：当归 6g，白芍 9g，龙骨 20g，牡蛎 20g，地黄 12g，栀子 12g，连翘 12g，茯苓 15g，甘草 6g。7 剂，水煎服，日 1 剂，2 次分服。

经治疗三个疗程后患者失眠症状明显改善，睡眠质量显著提升。

按：在正常情况下，人体卫气昼行于阳经，阳气盛则瞑；夜行于阴经，阴气盛则寐。如果机体阴阳失调，阴不敛阳，则不寐。阳盛阴衰，阴不敛阳是不寐的根本病机。人之寤寐由心神控制，而营卫阴阳的正常运作是保证心神调节寤寐的基础。临床上应以调整全身阴阳，恢复脏腑功能为主。另外，应重视脾胃功能，脾胃是人的第二大脑，脾胃功能的正常与否和失眠发病关系密切。与从心神论治失眠相比，我更重视从营卫生会的角度着手治疗失眠。故针刺治疗选用足三里、阴陵泉、中脘、内关，调整脾胃功能及全身气血，使营卫之气循其常道，则人体阴阳调和而得寐。内关为心包经络穴，具有通调心脉、宁心安神、醒脑开窍、调理三焦的功效。《神灸经纶》《神应经》均记载了怔忡、健忘、不寐取内关、液门、膏肓、解溪、神门等穴。神门，因为神气游行出入之门户而得名，属手少阴心经，为心经的输穴和原穴。《素问·咳论》说："治脏者，治其俞。"原穴具有能补能泻，阴阳双调的特殊作用，所以对于各种原因引起的心神不安均有良好的调节作用。百会为督脉穴，具有醒脑开窍、通络升阳的作用，取之可补气以安神，达平衡阴阳，通畅营卫之功。太溪为肾经原穴，刺之补益肾阴。纵观全方，诸穴合用可达健脾益气、固本培元、调和营血、宁心安神之功效。中药处方中龙骨、牡蛎镇静安神，茯苓宁心；当归活血，白芍敛阴凉血，二药伍用既可补血养血，又能柔肝敛阴。地黄滋补肾阴，栀子、连翘清心降火。诸药合用交通心肾，养心安神。

七、癫痫

韩某，女，64 岁。2017 年 11 月 30 日初诊。

患者 40 余年前无明显诱因出现眼前昏花，继而意识丧失，持续 10 余分钟后意识恢复，遂于当地医院就诊，诊断为"癫痫"，予苯妥英钠口服治疗，后患者未坚持服药，偶发眼前昏花，程度不重，近 1 年症状发作较前频繁，发作时大脑一片空白，持续 10 余分钟自行缓解，曾因腿部抽搐于我科住院治疗，查头颅 CT、脑电图均未见异常，现患者小腿抽搐症状较前明显好转，但意识不清仍间断发作，为求针灸对症治疗来我门诊就诊。舌红，舌体瘦小，苔薄黄，脉弦细。患者诉平时纳眠可，否认高血压、糖尿病、高脂血症等病史。

中医诊断：痫病。

辨证：肝肾阴虚证。

治法：滋阴潜阳。

针灸处方：风池、百会、完骨、神门、内关、太溪、太冲。

操作：百会穴进针 1 寸，一穴四针，留针行气。完骨进针 1 寸，针尖向鼻尖。风池进针 1.2 寸，针尖向对侧眼睛。均采用捻转手法，平补平泻，以 120 次 / 分捻转 2 分钟。神门穴进针 0.3 寸，刺中即止，留针候气。余穴常规针刺，留针 30 分钟。一周行 3 次治疗，10 次为一疗程。

经治疗两个疗程后，患者小腿抽搐等症状基本消失，意识不清等症状较前好转。后复经治疗两个疗程后患者意识不清症状明显减轻。

按：癫痫是一种由多种病因引起的脑神经元过度放电的慢性脑病，具有反复性、发作性和短暂性的特征。临床常用抗癫痫药物治疗，存在疗程长、易复发及严重的药物副作用等问题。针灸治疗癫痫具有较大优势。根据我多年的临床经验，研究出改良"合刺"针法，针刺选穴取百会一穴四针加强经气感应，百会属督脉，是督脉与诸阳经交会穴。督脉为阳脉之海，总督人体一身之阳，其循行"贯脊属肾……入属于脑"，又脑为元神之府，头为诸阳之会，因此督脉统乎诸阳，通脑达髓，对于神志的调节有重要的作用。百会为一身阳气所聚，可振奋诸阳，统摄诸气，有重镇安神之效。风池、完骨为胆经穴位，有潜阳息风之功。神门为心经输穴和原穴，有安神镇静的作用。太溪为肾经输穴，刺之滋养肾阴。另配合太冲、内关醒脑开窍，可显著改善患者症状，缓解痛苦。

八、抑郁症

杨某，女，58岁。2019年3月28日初诊。

患者半年前无明显诱因出现焦虑抑郁，伴汗出，眼部发胀，记忆力减退，定向力、计算力可，未予系统治疗，近两个月症状加重，现为求针灸对症治疗来我门诊就诊。经颅多普勒超声：①双侧颞窗透声不良，双侧颈内动脉虹吸部、双侧大脑中动脉、大脑前动脉血流速度及频谱未见明显异常。②右侧椎动脉、基底动脉血流速度减慢，频谱正常。舌红少苔，边有齿痕，脉弦细。

中医诊断：郁证。

辨证：肝郁脾虚。

治法：疏肝解郁，养血健脾。

针灸处方：百会、风池、内关、中脘、神门、太冲、足三里。

操作：诸穴常规针刺，留针30分钟。一周行3次治疗，10次为一疗程。

中药处方：连翘12g，当归6g，白芍9g，党参6g，茯苓15g，柴胡3g，枳壳6g，龙胆草6g，炒白术9g，甘草6g。7剂，水煎服，日1剂，两次分服。

2019年4月4日复诊，患者诉情绪较前好转，仍有心烦、汗出等症。继予针刺治疗，中药加莲子心3g，黄芪9g，苍术6g，淫羊藿9g，薄荷3g，续服7剂。经治疗一个疗程后，患者情绪明显改善，余症消失。

按：郁证总因情志所伤，导致脏腑功能失调，气机郁滞。肝喜条达而主疏泄，长期肝郁不解，情志不畅，肝失疏泄，可引起五脏气血失调。肝气郁结，横逆乘土，则出现肝脾失和之证。故治疗以疏肝解郁，养血健脾为主。重视精神调治的同时兼以顾护脾胃，使之免于受邪。百会为督脉穴位，人的精神活动与脑密切相关，取百会可以调节脑神经，起到调神作用。太冲为肝经原穴，肝主疏泄，性喜条达，取之可以理气开郁，调畅气机。风池为胆经腧穴，肝胆相表里，刺之可清肝胆之火，配合太冲调和肝胆。神门为心之原穴，心主神明，为五脏六腑之大主，主司人的精神意识活动，《类经》曰："情志之伤，虽五脏各有所属，然求其所由，则无不从心而发。"可见心既主精神意识活动，又是七情发生之处，故取之可以安神定志。内关为心包经的络穴，取之可以助神门共奏安神定志之功。同时配合中脘、足三里健固中焦之气，重视后天脾胃的培补。中药治疗以逍遥散加减化裁，枳壳苦温，理气消胀，宽胸快膈，行气解郁；连翘清热，龙胆草清泻肝火；党参补中，顾护脾胃。复诊时加苍术，与白术合用加强健脾之效，配以黄芪益气止汗，莲子心清心除烦，淫羊藿补益肾精，薄荷加强疏肝之力。针药结合，标本兼施，故取得可喜疗效。

九、痴呆

杨某，女，73 岁。2016 年 8 月 2 日初诊。

2008 年患者曾因失眠就诊于某医院，予"干扰素"注射对症治疗，具体不详，注射后多次出现发热反应，体温最高达 39℃，之后开始出现记忆力减退。近一年症状加重，短期情景记忆障碍，并出现失写，理解力可，不能自如应答，曾于外院就诊，诊断为血管性痴呆，经治疗（具体不详）后未见明显好转，现为求进一步对症治疗来我门诊就诊。舌红，苔薄白，脉沉细。

中医诊断：痴呆。

辨证：肾精亏虚。

治法：补肾充髓养脑。

针灸处方：百会、风池、神门、悬钟、内关、太溪、三阴交、足三里。

操作：百会采用合刺法，进针 1 寸，一穴四针，留针行气。风池进针 1.2 寸，针尖向对侧眼睛。神门进针 0.3 寸，刺中即止，留针候气。以上穴位操作后均留针 30 分钟。10 次为一疗程。

针刺一个疗程后家属诉患者精神状态较前好转，针刺四个疗程后患者认知能力较前提高，反应较前灵敏，可识家人，自理能力亦逐步提升。

按：痴呆病变位置集中在脑，与五脏相关，命门之火衰退，五脏清阳之气不展，五脏所藏诸神伤则导致痴呆。主要以本虚为主，痰浊壅盛、肾精亏虚、肝阳上亢和心脾不足为其临床表现。治疗宜温养命门、五脏，使命门之火温五脏之阳、补五脏之阴，脏腑功能协调，阴阳平衡，神有所藏。针刺处方中百会位居颠顶，为督脉要穴，与手足三阳经交会，通一身之阳气，五脏六腑之气血皆会于此，贯达全身，又深系脑髓。故采用合刺疗法进行强刺激，配合神门、内关以醒脑开窍。风池为足少阳胆经与阳维脉的交会穴，阳维通督，维系诸阳经脉，督脉入脑，可疏通头部气血，促使脑络气血运行。悬钟为八会穴之髓会，刺之充髓养脑。针刺太溪、三阴交以补肾，针刺足三里以补脾，既补先天之本，又补后天之本。诸穴相配，共奏补肾充髓养脑之效。针灸治疗痴呆疗效肯定，不仅能使患者的痴呆症状获得改善，生活自理能力逐步提高，具有基本的认知能力，还能改善缺血、缺氧状态，改善患者的学习能力和记忆力。

十、帕金森病

赵某，男，51岁。2018年3月20日初诊。

10余年前患者无明显诱因出现头部颤动，伴半身麻木，双足无力，曾于某医院就诊，诊断为帕金森病，具体治疗不详，现为求针灸对症治疗来我门诊就诊。舌红，舌体瘦小，苔薄黄，脉弦细。

中医诊断：颤证。

辨证：肝肾阴虚。

治法：滋补肝肾，育阴息风。

针灸处方：风池、完骨、天柱、哑门，配合百会、四神聪。

操作：完骨进针1寸，针尖向鼻尖；风池进针1.2寸，针尖向对侧眼睛；天柱垂直进针1寸，捻转平补平泻，以120次/分捻转2分钟；由于哑门穴位置特殊，浅刺不易得气，影响治疗效果，深刺则易出现危险。针刺时嘱患者头部不得前后俯仰，垂直进针，针尖略向下，进针1.5寸后使用摇法，予小幅度、高频率的持续性刺激，以针感放射至颠顶为度。余穴常规针刺，留针30分钟。一周行3次治疗，10次为一疗程。

中药处方：熟地黄15g，山药9g，山萸肉9g，茯苓12g，泽泻12g，牡丹皮12g，栀子9g，连翘15g，当归3g，白芍9g，甘草6g。7剂，水煎服，日1剂，两次分服。

初诊后患者头部颤动骤减，肢体麻木等症状减轻。后经治疗三个疗程，患者头部颤动频率大大降低，余症基本消失。

按：中医学对本病病机的认识多从本虚标实立论。虚指肝肾阴虚，实指风、火、痰、瘀等实邪留滞。《素问》言"风胜则动""风气通于肝""诸风掉眩，皆属于肝"。其中"掉"字即指颤振，说明本病与肝有密切的关系。目前临床将本病基本分为肝肾不足、气血两虚、痰热动风三证，治疗方剂各有所长，较之西药治疗有独特之处。西医治疗本病虽然有效，但不易巩固，西药左旋多巴类药物长期应用不良反应明显，常因药物的副作用而停药。中医药治疗本病逐渐被人们所重视。针灸治疗本病，头针、体针、电针、穴位注射等方法各异。据研究显示针刺能改善脑黑质及黑质纹状体通路，减轻黑质多巴胺能神经元的神经损伤，从而起到治疗本病的作用。根据我多年临床经验提出的"颅底七穴"组方（风池、完骨、天柱、哑门），治疗震颤麻痹疗效佳。其中哑门穴为督脉和阳维脉交会穴，《难经》曰："督脉者，起于下极之俞，并于脊里，上至风府，入属于脑。"哑门穴通过督脉与脑和延髓相连，有益髓健脑的作用，对于患者的认知健忘等症状有改善作用。据西医研究，针刺哑门能改善脑血管的弹性，改善脑供血状况。风池属足少阳胆经，为阳维脉、阳跷脉、手足少阳经的交会穴，与肝相表里，依据"阴病治阳"及肝胆表里络属关系，针刺风池可清利头目，平肝息风，为治风要穴。完骨属足少阳胆经，《针灸甲乙经》云："烦心及足不收失履……头项摇瘛……癫疾僵仆……耳聋无闻。"可见针刺完骨可改善震颤症状。"膀胱足太阳之脉……从颠入络脑"，天柱穴为膀胱经入脑的重要部位，针刺此穴可使气血随之入脑，直达病所，濡养脑髓。中药治疗以六味地黄丸为主，滋阴益肾。方中当归补血养血，白芍善走阴分，能益阴护里。患者舌红，苔薄黄，配以栀子、连翘清热利湿，甘草调和诸药。

十一、糖尿病

张某，男，44岁。2016年12月29日初诊。

10余年前患者无明显诱因出现血糖升高，未规律监测血糖，两天前测空腹血糖 9.0mmol/L, 1 个月前曾于某医院就诊, 查糖化血红蛋白 7.4mmol/L, 平素注射胰岛素控制血糖。现为求中医综合诊治至我门诊就诊。舌红少津, 脉弦细数。

中医诊断：消渴。

辨证：阴虚燥热。

治法：滋阴清热。

针灸处方：素髎、中脘、关元、气海、曲池、合谷、上巨虚、下巨虚、足三里、内庭、三阴交、太溪。

操作：诸穴常规针刺，留针 30 分钟。10 次为一疗程。

针刺"消渴组穴"两个疗程后开始减胰岛素用量，5 个疗程后完全停药，诸症好转，空腹血糖控制在 5.0 ～ 6.3mmol/L。

按：消渴的主要病机是阴津亏损，燥热偏盛，以阴虚为本，燥热为标。明代张景岳提出"盖消者，消烁也，亦消耗也，凡阴阳血气之属日见消败者，皆谓之消，故不可尽以火证为言"。历代医家也提出从脾、胃、肝、痰、瘀、湿等方面论治该病的不同思路。我认为现代人消渴之"阴虚燥热"背后的根本病机是五脏元气亏虚，阴阳失调。阴虚实指五脏元气（阴气）敛藏功能不足，而致命门之火不旺，从而六腑运化水谷津液失常，导致阴津不足或输布失常。燥热实指因阴气敛藏不足，而致五脏元阳之气浮越于外的表现。具体是上焦心肺元阳之气浮越于外，则表现为上消诸症；中焦脾胃元阳之气浮越于外，则表现为中消诸症；下焦肝肾元阳之气浮越于外，则表现为下消诸症。三消之症可单独出现，也可相互并见，相互影响。应当在益气养阴、泄热存阴的基础上，扶助五脏元气，调整阴阳平衡。针刺取穴以任督二脉及阳明经传统补穴为主，根据我多年临床经验，创立"消渴组穴"。素髎为督脉经穴，位于鼻尖，古亦称面正，中立不倚，为人阴阳之始，针刺可整体调节人体阴阳平衡。据我多年的临床经验，此穴具有较强的调整血糖的作用。组穴中以补为主，其中太溪为肾经原穴，具滋肾阴、补肾气、壮肾阳之功；关元为任脉与肝、脾、肾经的交会穴，系命门真阳，乃补益全身元气要穴；气海处人体中央，是五脏真气生发之源；中焦脾胃为气血生化之源，足三里、上巨虚、下巨虚是多气多血胃经之腧穴，配合任脉之中脘调理脾胃，补中益气，扶正祛邪；脾为后天之本，三阴交为脾经与肝、肾经之交会穴，可健脾益气，调肝补肾，令四时脾旺则人不受邪。曲池、合谷、内庭三穴主清，曲池属于土穴，直接与属土的足阳明胃经相连，胃为气血之海，通过这种关系，该穴可起到清热凉血的作用，故可治疗消渴病胃阴虚燥热。合谷为手阳明大肠经原穴，手阳明经多气多血，且大肠与肺相表里。肺主一身之气，朝百脉，故合谷主调气，轻清升散，能疏风解表，通降肠胃，行气开窍。消渴病患者多有肺阴虚，肺与大肠相表里，通过针刺合谷可起到清泄阳明之热的作用，从而可清肺生津，缓解消渴病的上消症状。足阳明胃经的荥穴内庭五行属水，"荥主身热"，炎夏多热病，故"夏刺荥"，可见荥穴为治疗热证之要穴。消渴病多为胃热炽盛，故以内庭清胃热。组穴中太溪、三阴交、足三里既可益气养阴，又可健脾助运，化痰祛浊，活血化瘀，为治疗消渴多种并发症最为简洁有效的组合。

十二、胃痛

李某，女，49岁。2018年3月20日初诊。

1年多前于服药后出现胃痛腹胀，伴反酸，曾于当地医院就诊，诊断为"食管反流性胃炎"，具体治疗不详，未见明显好转。近1年患者症状反复发作，现为求进一步对症治疗来我门诊就诊。舌红，舌体瘦小，苔薄黄，脉弦细。

中医诊断：胃痛。

辨证：肝气犯胃。

治法：疏肝理气，和胃止痛。

针灸处方：中脘、内关、足三里、上巨虚、下巨虚、太冲。

操作：诸穴常规针刺，留针30分钟。一周行3次治疗，10次为一疗程。

经1周针灸治疗后，患者胃脘部疼痛、腹胀等症状明显减轻，反酸症状较前好转。继予针刺治疗，后经治疗一个疗程，患者胃脘部不适等症状基本消失。

按：胃脘痛多由外邪犯胃、饮食不节、情志失调或劳逸所伤等因素诱发，以致气机郁滞，胃失和降，不通则痛，或素体脾胃虚弱，不荣则痛。胃脘痛发生的重要病机是气机失调，重要而又常见的诱因是情志因素。情志致病多责之于肝，肝在志为怒，郁怒伤肝，肝气犯胃型胃脘痛多由忧思郁怒，肝木横逆犯胃或饮食劳倦，损伤脾胃之气所致。《临证指南医案》载："肝为起病之源，胃为传病之所。"故针刺时选用太冲以疏肝调理气机。中脘为胃之募穴，八会穴之腑会，为脏腑经气汇聚之所。《太乙神针心法》曰："中脘，凡翻胃，吐食，心下胀满，状如伏梁，伤寒饮水过多，腹胀，气喘，寒癖，针此穴。"说明中脘具有行气消胀、温中散寒等作用。足三里是阳明胃经之合穴，其经脉循行分支之一起于胃下，循腹里下气冲而合，足三里又为六阳经的下合穴之一，根据"肚腹三里留"的治则，有补脾益胃、扶正培元、调补气血的作用，虚则补，实则泻。上巨虚、下巨虚分别为大肠、小肠之下合穴，有"合治内腑"之意，具有通降腑气、恢复传导的功能。与足三里共用能疏通气血，调理胃肠气机，调整阴阳。内关是心包经的络穴，同时循经以上系于心，有调神止痛之功，《标幽赋》曰"胸腹满痛刺内关"，故为治疗胃痛效穴。诸穴相配，以达疏肝和胃止痛之功。

十三、嗳气

周某，男，14 岁。2019 年 6 月 6 日初诊。

患者 1 个月前无明显诱因出现嗳气，频繁发作，曾于某医院就诊，行胃镜检查示浅表性胃炎，胆汁反流。未予系统治疗，现为求针灸进一步对症治疗，于我处门诊就诊。患者自述既往体健。查体：生理反射存在，病理反射未引出。舌红，苔黄腻，脉滑数。

中医诊断：嗳气。

辨证：肝胃郁热。

治法：开郁泄热。

针灸处方：中脘、内关、神门、足三里、阴陵泉、丰隆、太冲、内庭。

操作：常规针刺，留针 30 分钟。10 次为一疗程。

中药处方：瓜蒌 12g，法半夏 6g，龙胆草 6g，连翘 12g，龙骨 20g，牡蛎 20g，当归 9g，白芍 9g，旋覆花 12g，茯苓 15g，甘草 6g，大黄 3g。7 剂，水煎服，日 1 剂，2 次分服。

2019 年 6 月 13 日复诊：患者嗳气较前减轻，中药原方继服 7 剂，继予针刺治疗。经治疗一个疗程后患者症状好转，随访 1 个月未复发。

按：嗳气，即《内经》所谓噫也，脾病善噫，寒气客于胃，厥逆，从下上散，复出于胃，故为噫。嗳气虽由胃气上逆所致，病位在胃，但与五脏相互关联，尤其是与肝脏联系密切。其病机关键在于气机失调，《素问·举痛论》云："百病生于气也。"张景岳亦云："气之在人，和则为正气，不和则为邪气。凡表里虚实，缓急逆顺，无不因气而至，故百病皆生于气。"故治疗当调畅气机。该案患者肝郁气逆为主因，肝主疏泄，助中焦运化，肝能促进脾胃的升降运化功能和胆汁的分泌排泄，同时具有疏通畅达气机、促进精血津液运行输布、调畅情志的多种功能。若肝失疏泄，横逆犯胃，则易致胃气上逆而发嗳气。本着治病求本、审证求因的治疗原则，消除肝气郁结之因，才能达到降胃气的效果。故取太冲疏肝理气，和胃解郁；取内关、神门调心神，使心有所养，心神得宁；内关、中脘、足三里温胃降逆，止呃解郁；阴陵泉、丰隆豁痰祛湿；内庭清胃热。中药处方中瓜蒌清热化痰理气，旋覆花降气，二药共用畅达气机；龙胆草清肝热，连翘散结，助清食积之热，大黄清泄胃肠之热；茯苓健脾祛湿，半夏和胃降逆以健运脾胃；龙骨、牡蛎镇静安神，调畅情志；肝体阴而用阳，配以当归、白芍滋肝阴、养肝血；甘草缓急止痛，调和诸药。本方针对本病标本同治，故有显著疗效。

十四、肌肉萎缩症

王某，男，38 岁。2019 年 9 月 12 日初诊。

患者 6 年前无明显诱因出现大腿内侧、腰部、肩部伴双上肢肌肉萎缩，曾于协和医院就诊并行相关检查，具体报告不详，诊断为"肌肉萎缩症"，未予系统治疗，现为求针灸对症治疗来我门诊就诊。查体：患者神清，语利，理解力、计算力、定向力正常。双侧瞳孔等大正圆，直径约 3mm，对光反射灵敏，双眼球各向运动充分，无眼震、复视，伸舌居中，余颅神经检查未见异常。生理反射存在，病理反射未引出。四肢肌张力正常，上肢肌力较弱，下肢肌力正常。舌淡苔白，脉细滑。

中医诊断：痿证。

辨证：脾肾亏虚证。

治法：利湿清热，补脾益肾。

针灸处方：尺泽、手三里、合谷、阴陵泉、阳陵泉、行间、足三里、上巨虚、下巨虚。

操作：诸穴常规针刺，留针30分钟。一周行3次治疗，10次为一疗程。

中药处方：附子3g，虎杖12g，垂盆草12g，鹿衔草30g，黄芩12g，连翘12g，蒲公英12g，地黄20g，菟丝子12g，枳壳6g，茯苓15g，甘草6g。7剂，水煎服，日1剂，2次分服。

2019年7月25日复诊：患者诉肢体乏力症状较前改善，继予针灸治疗，中药原方去鹿衔草，加莲子心3g，续服7剂。经针药并用治疗三个疗程后，患者诉肢体力量显著提升，行走不稳较前明显好转。

按：痿证的发生与肺、胃、脾、肾密切相关，其病因病机主要责之于肺叶受损，以致肺不布津，脾胃失其运化功能，气血生化乏源，故精血津液在外不能濡养四肢，在内不能涵养五脏，因而成痿。以湿热互结为标，脾肾亏虚为本。《素问·痿论》言"治痿独取阳明""阳明者，五脏六腑之海，主润宗筋，宗筋主束骨而利机关也"。脾胃为水谷之海，养五脏之气，化六腑之源。脾胃健运，气血充盈，滋养肌肉及宗筋，十二经筋才能束骨利机关。故针刺治疗痿证时多取阳明经腧穴，如足三里、上巨虚、下巨虚。论治脾胃与湿热有关，李东垣强调湿热与脾胃关系的重要性，言"湿热相合，阳气日以虚，阳气虚则不能上升，而脾胃之气下流，并于肝肾"。且湿热是痿证的主要致病因素，故针刺阴陵泉健脾利湿，配合尺泽、合谷、行间以清热；阳陵泉为筋之会，刺之舒筋健骨；手三里缓解上肢肌肉乏力。中药治疗以祛湿清热为主，取虎杖、垂盆草、黄芩清利湿热，蒲公英、连翘以加强清热之力，配以茯苓以扶助脾胃中焦之气、健脾渗湿利水，配合枳壳行气以助祛湿，地黄、菟丝子、附子、鹿衔草等药补肾强骨。针药并用，故患者症状日益改善。

十五、前列腺增生

高某，男，60 岁。2018 年 4 月 9 日初诊。

患者 4 年前因尿等待于外院就诊，诊断为前列腺增生症。平素小腹有酸痛感，偶有尿中断，现为求针灸对症治疗来我门诊就诊。予查双肾、输尿管、膀胱、前列腺彩超示双肾囊肿（左肾多发），前列腺增大伴钙化灶。舌红，苔薄黄，脉弦细。

中医诊断：癃闭。

辨证：肾阳亏虚。

治法：补肾助阳，通利小便。

针灸处方：中极、归来、关元、太溪、太白、行间、足三里、上巨虚、下巨虚。

操作：中极予呼吸补泻手法结合提插补法行针 9 次，以患者产生放射感为度，余穴常规针刺，留针 30 分钟。一周行 3 次治疗，10 次为一疗程。

中药处方：菟丝子 12g，当归 9g，白芍 9g，栀子 12g，连翘 12g，淫羊藿 12g，黄芩 9g，茯苓 15g，附子 3g，甘草 6g。7 剂，水煎服，日 1 剂，2 次分服。

初次针刺治疗时患者即感小腹部有蚁行感和温热感，复诊时小腹酸痛感已明显减轻，经两个疗程治疗后患者诉小便通利，继予一个疗程针刺治疗巩固疗效。

按：《景岳全书·癃闭》曰："病气虚而闭者，必以真阳下竭，元海无根。"指出气虚之癃闭是因肾阳亏虚，命门火衰，化水不足所致。患者年老体弱，肾气亏虚，命门火衰，阳损及阴，又膀胱气化无权，泌浊不能，最终导致癃闭。水液代谢的正常运行与肾、脾、膀胱有密切关系。任脉起于胞中，行于人体前部正中，与膀胱、尿道联系密切，故关元、中极等下腹部任脉穴位可补元气，疏通膀胱气机。中极为任脉与足三阴经交会穴，又为膀胱募穴，于该穴行提插捻转手法，加强经气感应，可助膀胱气化，促进水液正常代谢。此外，足厥阴肝经"过阴器……所生病者……遗溺，闭癃"，行间属肝经穴位，针刺可起到疏肝理气、通利小便之效。脾主运化，对全身水液的输布及代谢起调节作用。《素问·经脉别论》曰："饮入于胃，游溢精气，上输于脾，脾气散精，上归于肺，通调水道，下输膀胱，水精四布，五经并行。"脾脏居于中焦，是水液升降输布的枢纽，对水液代谢起承上启下的作用，脾司其职，可将水液输送至全身各脏腑，各脏腑利用后可形成尿液归于肾与膀胱，终由小便排出体外。故取脾、胃二经穴位调理中焦，针刺太白、归来、足三里、上巨虚、下巨虚以促进水液正常代谢。针刺太溪以补肾之亏损。中药处方中栀子、连翘清热，配合黄芩、茯苓清热利湿，通利小便以治标；当归、白芍养血和血，使清利而不伤正；菟丝子、淫羊藿、附子补肾益精，温补肾阳以治本。甘草调和诸药，引药直达病所。

第二节　妇科病证

一、不孕症

樊某，女，35岁。2018年2月8日初诊。

患者结婚8年未孕，月经量少5年余，闭经3个多月。查子宫及附件彩超示子宫小，卵巢早衰。形体肥胖，纳差乏力，怕冷，眩晕头沉，口黏，眠可，大便日一行。舌体胖大，苔腻，脉滑。

中医诊断：不孕，闭经。

辨证：痰湿阻络，冲任失调。

治法：祛痰燥湿，调理冲任。

针灸处方：中脘、曲骨、中极、血海、丰隆、足三里、阴陵泉、三阴交、太冲、内庭。

操作：诸穴常规针刺，留针30分钟。一周行3次治疗，10次为一疗程。

中药处方：苍术10g，厚朴10g，陈皮10g，生牡蛎30g，桑白皮12g，川芎10g，白芍10g，桃仁6g，红花3g，当归10g，生地黄12g，菟丝子

12g，女贞子 12g，龙胆草 6g，茯苓 15g。每日 1 剂，水煎分 2 次服，连服 14 剂。

2 周后患者月经来潮，量少色暗，眩晕、口黏较前减轻，无痛经，舌质暗，苔薄白，脉沉细，大便略干，基础体温监测高峰仍不明显。中药处方去苍术、厚朴、桑白皮，加香附、赤芍、鸡血藤各 10g 活血通经，淫羊藿 12g、鹿衔草 12g 温肾助阳。续服 14 剂。患者月经量可，色鲜红，自诉无其他不适症状，坚持针灸治疗 4 个疗程。后介绍同伴前来就诊，诉其顺产一女婴。

按：《医宗金鉴》云："或因体盛痰多，脂膜壅塞胞中而不孕。"患者平素嗜食肥甘厚味，导致脾虚运化无力，水湿不化，湿聚成痰，痰湿阻于胞宫，故而不孕。"诸湿肿满，皆属于脾。"故针灸治疗以健脾祛湿、活血通络为主。中脘为八会穴之腑会，为胃之募穴，其位处中焦，沟通上下二焦，所谓"治湿不治脾，非其治也"。丰隆是足阳明胃经之络穴，有疏通脾胃表里二经的气血阻滞，促进水液代谢的作用，降痰浊，化瘀血，中脘、丰隆健脾和中，除湿化痰。太白为脾经原穴，五脏有疾当取之十二原，以补脾健脾。足三里为胃经合穴，阴陵泉为脾经合穴，合治内腑，二穴配伍增强健脾祛湿的功效。患者病程较长，兼虚兼瘀，针刺血海活血通络养血。诸穴合用，调理气机，标本兼治。三阴交出自《针灸甲乙经》，又称为"妇科三阴交"，由此可知该穴对于治疗妇科疾病有一定疗效。《针灸聚英》对本穴的描述为"妇人临经行房羸瘦，癥瘕……如经脉闭塞不通，泻之立通；经脉虚耗不行者，补之，经脉益盛则通"。曲骨穴属任脉与肝经之会。由于任、冲、督三脉皆起于胞中，加之足厥阴肝经绕阴器而抵少腹，刺之具有调经止痛，调理冲任之功。中药处方中苍术燥湿健脾，《本草从新》言苍术"燥胃强脾，发汗除湿，能升发胃中阳气，止吐泻，逐痰水"，治疗脾虚湿聚，水湿内停的痰饮、泄泻或外溢的水肿。厚朴具有燥湿化痰，下气除满之效。陈皮理气健脾，燥湿化痰，与苍术、厚朴等同用，用于中焦寒湿脾胃气滞者。《本草正》云茯苓能"利窍去湿。利窍则开心益智，导浊生津；去湿则逐水燥脾，补中健胃；祛惊痫，厚肠脏，治痰之本，助药之降。以其味有微甘，故曰补阳。但补少利多"。取之燥湿健脾以祛痰之源。牡蛎祛顽痰，龙胆草清热利湿，桑白皮泻肺平喘，利水消肿，三药合用清热祛痰，防止寒痰热化。川芎具有理气活血之效，引药上行，常与桑白皮相伍以化痰通络。桃仁、红花活血化瘀，逐胞宫瘀滞；白芍、当归养阴补血，生地黄、菟丝子、女贞子调肾阴阳，调节内分泌。患者舌苔腻，舌体胖大，痰湿阻滞胞宫，连服 14 剂后，苔薄白，痰湿已去大半，故而调肾。虚实夹杂，因实致虚，应先祛邪再扶正。故而复诊时中药处方去祛痰湿药，加温肾助阳之品。

二、子宫肌瘤

华某，女，50 岁。2015 年 6 月 18 日初诊。

患者近半年来月经 2 ～ 3 个月来潮 1 次，经期为 4 ～ 5 天，有少量血块，经血颜色为暗红色，每次月经前有轻度腹痛，月经期腰酸痛、乳房胀痛，平日白带较多，白带颜色为白色，无不规则出血，无贫血，子宫及附件彩超结果示子宫肌瘤（5cm×0.7cm），舌有瘀斑，脉滑。自述既往体健，否认流产史。育 1 产 1。

中医诊断：癥瘕，月经后期。

辨证：气滞血瘀。

治法：理气活血，暖宫祛瘀。

针灸处方：曲骨、三阴交、天枢、水道、关元、气海、子宫穴。

操作：诸穴常规针刺，留针 30 分钟。一周行 3 次治疗，10 次为一疗程。

治疗期间患者配合度较好，治疗 2 周后诉月经来潮，腹痛症状较前减轻，仍有腰酸痛、乳房胀痛，经血颜色为暗红色，带有少量血块，询问白带量同前，白带颜色为白色，无不规则出血。在治疗两个疗程后自诉月经来潮，无腹痛症状，且腰酸痛及乳房胀痛症状较前大有改善，月经量正常，经血颜色为暗红色，血块几乎消失，平日白带也略有减少，白带颜色为白色，无不规则出血，月经周期为 45 天左右，经期时间为 5 天，且自述治疗后心情愉悦。

复行 3 周针灸治疗，治疗后情况：月经不规律，月经周期约为 38 天，经期为 4 ～ 5 天，无血块，经血颜色为暗红色，舌有瘀斑，脉滑，无腹痛、腰酸痛、乳房胀痛，平日白带略多，但同治疗前相比较减少，白带颜色为白色，无不规则出血，无贫血，子宫及附件彩超未见异常。患者症状积分有效率为 77.8%，子宫肌瘤大小有效率为 100%。

按：治疗子宫肌瘤，应注重调理气机。气为血之帅，气机通畅，气行则津液、精血等输布才能均匀，从而达到化痰祛瘀的目的。治疗本病重用任脉经穴曲骨、气海和关元，早在《黄帝内经》中就有关于任脉的记载，因在小腹部足三阴经同任脉相交，并且手三阴经也可借足三阴经同任脉相通，故任脉又名"阴脉之海"，可调节一身之阴经的气血，故重用任脉的腧穴可以使胞宫气血充足。曲骨为任脉腧穴，系足厥阴肝经与任脉之会，有通利小便、调经止痛之功。三阴交是脾经腧穴，是足太阴脾经、足少阴肾经、足厥阴肝经的交会穴，可同时疏肝健脾，补肝益肾，疏通下焦气机，从而调理胞宫的气血运行，达到行气、活血、化瘀的目的。子宫穴为经外奇穴，因其位于胞宫处，针刺该穴可直接作用于胞宫，使气机调畅，达到活血化瘀，气血运行通畅的目的。天枢因水湿浊气在此交会，故通过针刺该穴位可以通畅导滞，调理气血，以达到活血化瘀，调畅气机的目的。水道通调，使水液代谢输布有序。通过针刺该穴可以达到行气活血的目的。气海位于脐下，是先天元气聚集之处，又同冲脉一起出于胞宫，是调理一身阴血的重要穴位，针刺该穴能调理下焦气机，补元气，温补精血，同时还有导滞之功，是治疗子宫肌瘤的要穴。关元穴具有培元固本、补益下焦的功效，现代研究认为针刺该穴可以调节内分泌，改善肌瘤细胞的代谢功能，达到治疗妇科疾病的目的。

第三节　儿科病证

小儿脑瘫

依某，男，6岁9个月。2018年2月初诊。

患儿学习理解能力差，注意力不集中，双眼内斜视，当地医院诊断为小儿脑瘫。语言功能评定：理解力差，语言语序规则水平相当于正常同龄儿童3.5～5岁，操作性课题相当于正常同龄儿童3岁6个月至4岁1个月。

GCS-C 神经发育评估报告表：孩子在粗大运动功能、听力语言功能、手眼协调能力、实际推测能力、个人社会和视觉表现等方面表现落后。纳可，夜寐安，舌体瘦小，舌质红，有瘀点，苔腻，脉弦。

中医诊断：五迟。

辨证：脾肾两亏。

治法：滋肾健脾，祛湿化痰。

针灸处方：风池、完骨、天柱、哑门、四神聪、百会、丰隆、足三里。

操作：风池进针 1 寸，针尖向对侧眼睛；完骨进针 0.5 寸，针尖向鼻尖，均采用捻转手法，平补平泻，以 120 次 / 分捻转 2 分钟；天柱垂直进针 1 寸；哑门垂直进针，针尖略向下，嘱患者头部不得前后俯仰，垂直进针，针尖略向下，进针 1 寸后使用摇法，予小幅度、高频率的持续性刺激，以针感放射至颠顶为度。诸穴留针 30 分钟。一周行 3 次治疗，10 次为一疗程。

第 3 次针灸治疗时，患儿双眼内斜视症状已消失，经过一个疗程治疗，家长诉患儿可以完成当天学校的学习任务，人际交流方面进步明显，开始有表达欲望，其后间断针灸治疗，与正常同龄儿童无异。

按：百会、四神聪调神安眠。手、足三阳经及督脉阳气在百会穴交会，本穴处于人之头顶，在人的最高处，因此人体各经上传的阳气都交会于此，可以调节心脑系统的功能。《太平圣惠方》载"神聪四穴，理头风目眩，狂乱疯痫，针入三分"。《针灸学》教材记载该穴有镇静安神、清头明目、醒脑开窍的功用，可治疗神志疾病。风池、完骨、天柱补益脑髓，且可改善脑部供血。督脉与阳维脉交会于哑门，具有疏风通络、开窍醒脑的作用。脾为生痰之源，去除病因，健脾燥湿，足三里属足阳明胃经穴位，具有生发胃气、燥化脾湿的功效，主治胃肠病、下肢痿痹、神志病。丰隆出自《灵枢·经脉》，为足阳明胃经之络穴。本穴位于胃经下部，胃经及脾经天部水湿浊气汇合于此，有联络脾胃二经各部气血物质的作用，能化痰降浊。

第四节 骨伤科病证

一、膝骨关节炎

何某，女，77岁。2018年5月8日初诊。

患者8年前无明显诱因出现膝关节痛，曾于外院就诊，诊断为膝关节骨性关节炎，予药物对症治疗，效果不佳，建议其行关节置换手术。现为求保守治疗就诊于我科门诊。平素眠差，既往有高血压病史。舌淡红，苔白腻，脉弦。

中医诊断：膝痹。

辨证：气滞血瘀。

治法：行气活血，化瘀止痛。

针灸处方：内膝眼、外膝眼、足三里、阴陵泉、阳陵泉、悬钟、行间。

操作：诸穴常规针刺，留针30分钟。一周3次治疗，10次为一疗程。

中药处方：红花30g，白芍20g，钩藤15g，牡丹皮15g，甘草6g，大黄6g，葛根12g。5剂，水煎外用，日1剂。

针药结合治疗1周后患者诉膝关节痛较前明显好转，两个疗程后患者诉疼痛基本消失，行走量较前增加。继续巩固治疗。

按：患者病变部位在膝部，从膝部循行而过的经脉外部有足阳明胃经、足少阳胆经，内部有足太阴脾经、足厥阴肝经，经脉所过，主治所及，故治此病当取局部相关经脉的穴位和远处穴位相配共同治疗。内膝眼、外膝眼位于膝盖内外侧，属局部取穴，可疏调局部气血，行气通滞；足三里、阴陵泉、阳陵泉三穴分别属于足阳明胃经、足太阴脾经、足少阳胆经的合穴。阳明主阖，主降，太阴主开，少阳主枢，三穴同用可以疏调局部气血，使膝关节病邪之气从下而出。《千金翼方》载足三里"可治膝痿寒热"。《针灸大成》载阳陵泉"主膝伸不得屈，髀枢膝骨冷痹，脚气，膝骨内外廉不仁"。又阳陵泉为八脉交汇穴之筋会，用之可舒筋和络。且《素问·脉要精微论》云："膝者筋之府。"可见足三里、阳陵泉亦属古人治疗膝病的效穴，用之可取得良好疗效。悬钟属胆经穴，《针灸大成》云其"足三阳之大络，可主治膝胻痛，筋骨挛痛足不收"，同时亦属八脉交会穴之髓会，针刺可壮骨中之髓，对治膝关节疼痛有良好效果。行间为肝经穴，《针灸大成》载其"可治膝肿病"。悬钟、行间合用体现经脉所过，主治所及。诸穴相配有行气活血、化瘀止痛之效，同时配合中药治疗加强疗效。方中红花、牡丹皮同用可祛瘀止痛，白芍配伍甘草可缓急止痛，钩藤可祛风通络，大黄可逐瘀通经，葛根可舒筋活络。诸药配伍水煎外用，可达活血化瘀，通经止痛之效。

二、颞下颌骨关节病

贺某，女，36岁。2019年9月2日初诊。

左侧颞下颌关节弹响1个月。患者1个月前无明显诱因出现左侧张口受限，下颌部至耳后有牵拉疼痛感，于某医院就诊，服用头孢类药物，并进行热敷处理，疼痛减轻，现仍有颞下颌关节弹响，功能位有轻微酸痛感。现为求针灸治疗，来我门诊就诊。舌淡红，苔薄白，脉细。

中医诊断：口噤。

辨证：气血亏虚。

治法：通络活血，复位止痛。

针灸处方：阿是穴、颊车、听宫、下关、翳风、合谷。

操作：诸穴采用常规刺法。每次留针30分钟，一周治疗3次。

首次针灸之后，患者即诉张口牵拉感消失，活动无轻微疼痛，一周后关节弹响症状消失。

按：下关、颊车属足阳明胃经，下关为足阳明经、足少阳经的交会穴；听宫属手太阳经，为手足少阳、手太阳经之交会穴；翳风属手少阳经，为手、足少阳经之会，皆为面部阳经之要穴。刺之为局部取穴，可疏通面部经气，缓解患者牵拉感等症状。《针灸大成》载："宁失其穴，勿失其经；宁失其时，勿失其气。"除局部取穴外，循经远处取大肠经的合谷穴。合谷为手阳明经之原穴，又是"四关穴"之一。《素问·血气形志》曰："夫人之常数，太阳常多血少气，少阳常少血多气，阳明常多气多血。"合谷为阳明经要穴，可通调人体气血。所以针刺该穴既可疏通面部经络，通利关节，体现了"经脉所过，主治所及"的治疗特点，又可调节人体全身气血，达活血行气之效。

三、颈椎病

陈某，女，36岁。2018年4月30日初诊。

阵发性颈痛5年余。患者5年前无明显诱因出现颈痛，症状每因劳累发作，无头痛头晕。曾于某医院就诊，影像检查示颈椎曲度变直，具体治疗不详。因颈痛症状未有明显改善，今为求进一步系统治疗就诊于我处门诊。查体：生理反射存在，病理反射未引出。舌暗，脉涩。

中医诊断：项痹。

辨证：经络阻塞，气血不运。

治法：舒筋通络，理气活血。

针灸处方：颈夹脊、大椎、合谷、风池、天柱、完骨、哑门、肩井。

操作：诸穴常规针刺，留针30分钟。一周行3次治疗，10次为一疗程。

按：患者为青年女性，患病部位在头后颈部，主要有3条经脉从中间依次往外，分别是督脉、足太阳膀胱经、足少阳胆经。故针对患者头后颈痛主要选取这三条经脉相应局部穴位进行加减治疗。颈椎为督脉循行部位，经脉不通则痛，大椎穴激发诸阳之气，通经活络。《铜人腧穴针灸图经》《针灸大成》《类经图翼》都记载大椎主治背膊拘急，颈项强不得回顾。颈夹脊可梳理局部气血。哑门的主治作用历代中医针灸文献亦有诸多记载，《针灸甲乙经》云"项强，刺喑门"。《铜人腧穴针灸图经》载"哑门治颈项强，舌缓不能言"。《针灸大成》载"哑门可治脊强反折"。《类经图翼》载"哑门主治颈项强急不语"。可见大椎、哑门是治项强效穴，与夹脊穴配合可疏调督脉经气，通络止痛，增强疗效。天柱穴为足太阳膀胱经出于项部的唯一腧穴，位于项部斜方肌起始部，是沟通头部与颈部气血的重要通道。《灵枢·经脉》言："膀胱足太阳之脉……是动则病，项如拔，脊痛……是主筋所生病者，头项痛。"《针灸大成》言天柱主"项强不可回顾"。故天柱为局部取穴，用之可疏通足太阳膀胱经颈部的经脉，通经止痛。风池、完骨、肩井为胆经穴位，胆经有分支下颈，合缺盆。针刺胆经穴位可疏通少阳之气，清利头目，且风池穴本身就具有祛风散邪之功。《针灸甲乙经》云："项肿不可俯仰，颊肿引耳，完骨主之。"《铜人腧穴针灸图经》载："完骨可治颈项痛，不得回顾。"肩井治五劳七伤，颈项不得回顾，《针灸大成》载肩井可治头项痛，五劳七伤。故完骨、肩井也为古人治颈项痛效穴，与风池合用可疏调胆经颈部支脉，加强通经止痛之效。同时哑门、天柱、完骨、风池为我根据多年经验提出的"颅底七穴"，是我常用的经验效穴，临床上常加减配合使用。诸穴合用可达舒筋通络、理气活血之效，使颈部不通之经脉气血畅通，通则不痛。

四、漏肩风

周某，女，69 岁。2018 年 5 月 7 日初诊。

右肩关节疼痛 2 年。患者 2 年前无明显诱因出现右肩关节疼痛，曾至我院骨科就诊，予药物对症治疗稍有好转，今为求进一步治疗，就诊于我科门诊。2018 年 4 月 17 日于我院行颈椎正侧位 X 线检查示颈椎退行性改变，右肩骨质退行性改变。舌暗红，脉细涩。

中医诊断：漏肩风，项痹。

辨证：气滞血瘀。

治法：行气通滞，活血化瘀止痛。

针灸处方：肩髃、肩髎、肩贞、后溪、外关、合谷、肩井。

操作：诸穴常规针刺，留针 30 分钟。一周行 3 次治疗，10 次为一疗程。

中药处方：红花 30g，白芍 20g，钩藤 15g，牡丹皮 15g，甘草 6g，大黄 6g，葛根 12g。5 剂，水煎外用，日 1 剂。

按：漏肩风又称"五十肩"，以肩部疼痛及肩关节活动受限为特点，此病往往缠绵难愈，后期多伴有局部肌腱韧带粘连。肩部分别为手三阳经脉所系，取肩部穴位肩髃、肩髎、肩贞针刺以祛邪、散壅、蠲痹，消除致病之因。远端则取手三阳经脉肘关节以下穴位，推动经气运行，疏通经络，以助祛邪蠲痹，经气既畅，通则不痛，可达治疗目的。手三阳经从手走肩，取手太阳小肠经之后溪、手少阳三焦经之外关、手阳明大肠经之合谷调节三阳经气血。肩井穴为多条经脉交会之穴，为手少阳、足少阳、足阳明、阳维脉之会，连入五脏，具有祛风通络、行气止痛、消肿散结等作用。《针灸甲乙经》中亦记载："肩背髀痛，臂不举，寒热凄索，肩井主之。"诸穴相配，共奏行气通滞，活血化瘀止痛之效。同时配合中药外用加强疗效。

五、腰痛

房某，女，31岁。2019年9月12日初诊。

腰痛反复发作3年。患者自诉3年前无明显诱因出现腰痛，并伴左下肢酸胀，未予系统治疗，近期腰痛症状加重，现为求针灸对症治疗就诊于我科门诊。既往体健。舌淡红，苔薄白，脉弦细。

中医诊断：腰痛。

辨证：气滞血瘀。

治法：行气活血，化瘀止痛。

针灸处方：命门、下极俞、腰阳关、十七椎、大肠俞、上髎、委中、昆仑、跗阳。

操作：诸穴常规针刺，留针30分钟。一周行3次治疗，10次为一疗程。

首次针灸治疗后患者即诉症状缓解大半，继予治疗三个疗程后，患者诉较前明显改善，几乎未有发作。

按：腰痛之病机多由于外感风、寒、湿邪以致经络闭阻；或外伤闪挫，以致经络受损，气血阻滞，不通则痛；或因肾气亏虚，精血不足，筋失濡养，不荣则痛。临床治疗腰痛常选督脉和足太阳膀胱经穴位。《素问·骨空论》云："督脉为病，脊强反折。"下极俞、十七椎皆位于后正中线上，命门、腰阳关皆属于腰部督脉穴位，督脉主一身之阳，腰阳关禀督脉盛阳之精气，肾精化气从此出，命门穴内藏相火，具火热之性，可化生元气。腰为肾之府，患者腰痛3年，久病必然耗伤肾气，形成虚损。故取腰阳关、命门化生元气，补益肾中之气。下极俞与十七椎为治疗腰痛的奇穴。《针灸孔穴及其疗法便览》云："十七椎穴下，奇穴。第十七椎穴下陷中，针三至五分，灸三至七壮。主治转胞，腰痛。"故刺此二穴配合命门、腰阳关以激发督脉之阳气，疏通局部经络气血。《灵枢·经脉》曰："膀胱足太阳之脉，是动，则病冲头痛，目似脱，项如拔，脊痛，腰似折，髀不可以曲，腘如结，踹如裂，是为踝厥。"《素问·骨空论》云："腰痛不可以转摇，急引阴卵，刺八髎与痛上。"上髎为足太阳膀胱经在腰部的穴位，且为八髎穴之一，大肠俞为膀胱经背俞穴，两穴相配可疏通局部经络及经筋之气血，通经止痛。昆仑、跗阳、委中亦属膀胱经穴位，为远部取穴，体现了"经脉所过，主治所及"的原则，远端穴与局部穴相配，提高疗效。《针灸甲乙经》云："委中者，土也。在腘中央约纹中动脉，足太阳脉气之所入也，为合。"《针灸大成》云："主膝痛及拇指，腰夹脊沉沉然，遗溺，腰痛不能举。"委中为治疗腰痛效穴。诸穴相配，行气活血，遂见疗效。

六、坐骨神经痛

郭某，男，50岁。2016年12月6日初诊。

左下肢疼痛反复发作3个多月。患者3个月前无明显诱因出现左下肢疼痛，查腰椎X线示腰椎退行性变。曾于我院骨科门诊就诊，效果不佳。今为求进一步治疗就诊于我门诊，触诊显示脊旁肌肉按压疼痛。舌暗红，苔薄白，脉沉迟。

中医诊断：偏痹。

辨证：气滞血瘀。

治法：活血行气，化瘀止痛。

针灸处方：腰夹脊、阿是穴、环跳、承山、秩边、风市、阳陵泉。

操作：环跳穴取3寸针直刺2～2.5寸，行提插手法，以下肢有放射麻电感为度。余穴常规针刺，留针30分钟。

中药处方：红花30g，白芍20g，钩藤15g，牡丹皮15g，甘草6g，大黄6g。5剂，水煎外用，日1剂。

按：坐骨神经痛是各种原因引起的坐骨神经受压而出现的炎性病变。坐

骨神经由 $L_4 \sim L_5$ 和 $S_1 \sim S_3$ 神经组成，此段神经根受压迫则会出现腰臀及下肢疼痛。故针刺时选取腰部夹脊穴及阿是穴。从经脉论治，坐骨神经痛病位主要在足太阳经、足少阳经。《素问·刺腰痛论》记载："足太阳脉令人腰痛，引项脊尻背如重状。""少阳令人腰痛……循循然不可以俯仰，不可以顾。"《灵枢·经脉》云："膀胱足太阳之脉，起于目内眦，上额，交巅；其支者，从巅至耳上角；其直者，从巅入络脑，还出别下项，循肩髆内，挟脊，抵腰中，入循膂，络肾，属膀胱；其支者，从腰中下挟脊，贯臀，入腘中；其支者，从髆内左右，别下，贯胛，挟脊内，过髀枢，循髀外，从后廉，下合腘中，以下贯踹（腨）内，出外踝之后，循京骨，至小趾外侧。"描述了坐骨神经痛的传导通路。故通过针刺经脉循行上的相应腧穴，发挥"经脉所过，主治所及"的作用，可激发经气感传，疏通经络，调和气血，扶正祛邪，最终恢复阴平阳秘的状态，从而减轻直至消除疼痛。环跳穴为足太阳膀胱经与足少阳胆经交会穴，《针灸大成》载："主冷风湿痹，不仁，风疹遍身，半身不遂，腰胯痛，蹇膝，不得转侧伸缩。"针刺环跳穴易循经感传，通利腰腿，疏导下肢经气，使气至病所，还可调理少阳、太阳之经气，疏通经脉中瘀阻之气血，以使通则不痛。解剖环跳穴发现，其浅层有臀上皮神经，深层有坐骨神经、臀下神经、股后皮神经和臀下动静脉。因此用长针深刺环跳穴从而刺激坐骨神经干，使患者产生麻电感和放射感，既可以解除神经的高张力状态，使神经功能恢复正常，又能使局部产生强烈的收缩，在一定程度上改善突出腰间盘与神经根的压迫关系。加上临床腰夹脊穴及下肢腧穴的配伍，腰夹脊通电以促进神经的再生和功能恢复，可共奏通络缓急止痛之功。《天星秘诀》云："冷风湿痹针何处？先取环跳次阳陵。"阳陵泉为八脉交会穴之筋会，可舒筋活络止痛。承山为腿部转筋的常用效穴，常用于治疗腰腿疼痛。秩边是人体足太阳膀胱经之气输注并散发于体表的穴位，针刺秩边可使很多患者体会到得气感沿膀胱经下传，气至则有效。风市为足少阳胆经的腧穴，有祛风除湿、通经活络的作用。《针灸大成》云"腿股转酸难移步，妙穴说与后人知。环跳风市及阴市，泻却金针病自除"，故而取之。同时与中药外用配合增强疗效。方中红花、牡丹皮同用可祛瘀止痛，白芍配伍甘草可缓急止痛，钩藤可祛风通络止痛，大黄可活血逐瘀通经。诸药相配，起到舒筋活血行气、化瘀止痛之效。

七、扭伤

赵某，男，33岁。2019年4月25日初诊。

左脚踝疼痛间断发作5个多月。患者5个月前左脚扭伤，自诉查X线无明显异常，经诊治后，现遗留左脚踝疼痛，未有改善。现为求针灸对症治疗就诊于我科门诊。既往体健。舌红，苔白腻，脉弦。

中医诊断：踝扭伤。

辨证：气滞血瘀。

治法：舒筋通络，活血祛瘀。

针灸处方：中封、解溪、丘墟、阳陵泉、跗阳、仆参、太白。

操作：诸穴常规针刺，留针30分钟。

中药处方：红花30g，白芍20g，钩藤15g，牡丹皮15g，葛根12g，鸡血藤30g，大黄6g，甘草6g。5剂，水煎外用，日1剂。

患者复诊时诉脚踝疼痛症状好转大半，后继续针药配合治疗。至2019年5月20日，共治疗5次，症状痊愈。

按：患者踝扭伤疼痛，病变部位在踝部，此处有足厥阴肝经、足阳明胃经、足少阳胆经、足太阳膀胱经经过。患者踝扭伤，伤及踝部相应经筋，使局部筋脉气血不通则痛。中封、解溪、丘墟、仆参分别属于肝经、胃经、膀胱经在踝部的穴位。《针灸聚英》载："打仆伤损破伤风，先于痛处下针攻。"踝扭伤伤及经筋，应属经筋病，"在筋守筋"，故取以上四穴疏通踝部气血经络，散除局部的气血壅滞，通则不痛。脾主肌肉、四肢，"诸湿肿满，皆属于脾"，踝部亦属四肢，且扭伤局部有肿象，太白为脾经原穴，可补益脾气，增强脾主四肢之功能。阳陵泉为胆经穴，属八会穴之筋会，可治一切筋病，踝扭伤必伤筋，取阳陵泉可有舒筋活络之效。跗阳为膀胱经与阳跷脉交会穴，亦属阳跷脉之郄穴。阳跷脉可调节肢体活动，"阳跷为病，阴缓而阳急"。故取阳跷郄穴跗阳，可一穴通两经，通络止痛。诸穴相配，共奏舒筋通络、活血止痛之效。另外配合中药外用提高疗效。方中红花、牡丹皮活血化瘀止痛；鸡血藤、葛根舒筋活络止痛；白芍配甘草缓急止痛；大黄逐瘀通经；钩藤祛风通络止痛。诸药相配水煎外用，达舒筋通络、活血祛瘀之效。

第五节　皮肤科病证

一、荨麻疹

涂某，女，49 岁。2019 年 8 月 22 日初诊。

荨麻疹 4 个多月。患者 4 个多月前无明显诱因出现风团伴瘙痒，于外院诊断为荨麻疹，具体不详，后间断口服中药对症治疗，未见明显改善。今为求针灸对症治疗就诊于我科门诊。既往体健。舌淡红，苔黄腻，脉弦滑数。

中医诊断：风疹。

辨证：湿热内蕴证。

治法：疏风清热，解毒利湿。

针灸处方：合谷、列缺、风池、中脘、天枢、风市、血海、足三里、阴陵泉、上巨虚、内庭。

操作：诸穴常规针刺，留针 30 分钟。

中药处方：当归 6g，白芍 9g，地黄 9g，苍术 9g，炒白术 9g，荆芥 3g，知母 12g，防风 3g，蒲公英 9g，连翘 12g，茯苓 15g，甘草 6g。7 剂，水煎服，日 1 剂。

按：患者为中年女性，平素嗜食肥甘厚味之品，导致脾虚运化无力，水湿不化，使肠胃积热，复感风邪，内不得疏，外不得透达，郁于皮毛腠理之间而发。"诸湿肿满，皆属于脾"，脾主运化，主升，胃主受纳，主降，故取足三里、阴陵泉健脾胃，助运化，祛湿邪。取腑会中脘及胃经天枢，配合足三里、阴陵泉调节中焦脾胃气机，使脾胃升降相因，纳运相得，增强祛湿热之功。合谷属足阳明大肠经原穴，列缺属肺经络穴，两穴相配，疏风解表，清泄阳明。风池、风市祛风止痒，血海养血润燥，行血祛风，寓"治风先治血，血行风自灭"之意。上巨虚为大肠经下合穴，内庭为胃经荥穴，"荥主身热"，两穴用以泄肠胃积热。诸穴相配，共达疏风清热、解毒利湿之效。配合中药加强疗效。方中当归、白芍养血润燥；地黄清热凉血；荆芥、防风用以解表清热，祛风止痒；蒲公英、连翘苦寒，清热解毒，消肿散结；苍术、白术、茯苓燥湿健脾，利水渗湿，顾护中焦脾胃，防蒲公英、连翘苦寒伤胃；甘草调和诸药，补益和中。诸药相配，共达疏风清热、解毒利湿之效。

二、慢性湿疹

王某，女，66岁。2018年3月13日初诊。

患者湿疹反复发作8年余，近2个月来无明显诱因出现右下肢外侧湿疹发作，患处皮肤粗糙，局部发红，有轻微渗液，伴抓痕，曾反复就诊于北京多家三甲医院，病情时轻时重，近期湿疹复发，为求进一步治疗遂到我处治疗。患者形体偏胖，舌红，苔黄腻，脉滑数。

中医诊断：湿疹。

辨证：湿热脾虚证。

治法：健脾利湿，清热止痒。

针灸处方：风池、完骨、中脘、血海、足三里、阴陵泉、上巨虚、下巨虚、太白、内庭。

操作：诸穴常规针刺，留针30分钟。一周行3次治疗，10次为一疗程。

中药处方：蒲公英15g，茯苓10g，白术9g，当归6g，白芍9g，桑白皮6g，生甘草6g，连翘6g，苍术6g，桂枝6g，连翘6g。6剂，水煎服，日1剂，2次分服。

患者针药并用治疗2次后，右下肢湿疹处瘙痒明显减轻，1周后瘙痒感消失，局部皮损渗液减轻。两个疗程后，症状明显好转，三个疗程后基本痊愈。

按：患者系老年女性，平素过食肥甘厚味之品，导致脾虚运化无力，水湿不化，湿热内蕴，病程日久渐耗阴血，血虚生风生燥，不能养血润肤，故而湿疹反复不愈。"诸湿肿满，皆属于脾。"故针灸治疗以健脾祛湿、祛风通络、活血止痒为主。风池、完骨疏风通络；中脘为八会穴之腑会、胃之募穴，其位处中焦，沟通上下二焦。所谓"治湿不治脾，非其治也"，太白为脾经原穴，五脏有疾当取之十二原，用太白以达到补脾健脾之功；足三里为胃经合穴，阴陵泉为脾经合穴，合治内腑，二穴配伍增强健脾祛湿的功效。患者病程较长，兼虚兼瘀，用血海活血通络，养血止痒。病久内生湿热，用上巨虚、下巨虚、内庭等穴清热通腑，泻火通络。诸穴合用，调理气机，标本兼治。同时配合中药以加强疗效，方中蒲公英清热解毒，消痈散结，为君药；连翘清热解毒，增强蒲公英的清热解毒作用；茯苓健脾益气祛湿，使湿热之邪得以清利；苍术燥湿健脾，共为臣药。白术补气健脾，顾护脾胃。因脾主运化，喜燥恶湿，脾虚则运化水液失司，引起水湿停滞，风湿热毒蕴阻肌肤发为湿疹。桂枝通阳化气，使湿热之邪得阳气温煦而去除，同时可以制约连翘、蒲公英的寒凉之性。患者病史较长，伤气、伤血、伤阴，当归、白芍养血滋阴润燥，桑白皮宣肺止痒，共为佐药。生甘草补益脾胃，缓急止痛，为使药。通观全方，清热之中有补益，清热而不寒凉，治标而兼顾治本。针药并用，故而取得可喜疗效。

三、带状疱疹

于某，女，67岁。2018年4月2日初诊。

患者左侧胸胁部疼痛2日余，并伴有红色状斑块及点状疱疹，未予诊治。今为求系统治疗就诊于我科门诊。查体见患者左侧胸胁至后背带状分布红色疱疹，舌红苔黄腻，脉滑数。

中医诊断：蛇串疮。

辨证：肝胆湿热。

治法：清热燥湿，解毒止痛。

针灸处方：夹脊穴、阿是穴、足三里、阴陵泉、阳陵泉、行间、天井。

操作：阿是穴行围刺，进针角度呈15°，针尖朝向皮损中心。余穴常规针刺，留针30分钟。一周行3次治疗，10次为一疗程。

中药处方：龙胆草6g，栀子12g，连翘12g，地黄12g，泽泻12g，当归 9g，车前子 12g，白芍 9g，黄芩 12g，茯苓 15g，甘草 6g。6 剂，水煎服，每日 2 次分服。

患者针药并用治疗一周后，右胸胁部疼痛明显减轻，局部疱疹明显变小，一个疗程后明显好转，两个疗程后基本痊愈。

按：患者为中老年女性，气血亏虚，导致血虚肝旺，湿热毒邪趁虚而入，肝胆相表里，湿热毒邪客于少阳，故病发胁肋。针刺夹脊穴进行治疗，可以生精气，养神益气，疏通经络，调节脏腑功能。取足三里扶正祛邪，活络通经，益气补中，配合阴陵泉以理脾胃，助运化，祛湿邪；阳陵泉、天井分别为手足少阳经合穴，用之可疏利少阳经胁肋部经络，有通络止痛之效；行间为肝经荥穴，五行属火，肝五行属木，行间为肝经本经子穴，取该穴寓"实则泻其子"之意，用之可泻肝经火热之邪；疱疹局部阿是穴围刺能调和患处气血，疏利经脉，消除疼痛。同时配合中药加强疗效。方中以龙胆草为君，大苦大寒，上可泻肝胆实火，下可清下焦湿热，故可泻火燥湿；黄芩、栀子、连翘性味皆苦寒，泻火解毒，燥湿清热，助君药清热除湿；车前子、泽泻清热利湿，导邪下行；肝为藏血之脏，肝经有热，易耗伤阴血，故用地黄、当归祛邪而不伤正，滋阴养血以顾肝体；甘草调和诸药，并防苦寒败胃；茯苓甘、淡、平，甘可和中、补虚、健脾，与甘草配伍共同顾护脾胃后天之本。诸药共用，起到清热燥湿、解毒止痛之效。

四、过敏性紫癜

王某，男，48 岁。2019 年 9 月 3 日初诊。

患者 1 年前无明显诱因双小腿皮下出现片状出血点，曾行西医治疗及中药、针灸治疗，症状未见明显改善。症状逐渐加重，皮下出血点面积扩大至胸部以下，现为求针灸对症治疗，来我科门诊就诊。自诉既往体健，体形中等，舌红苔黄，脉弦数。

中医诊断：紫癜。

辨证：血热妄行。

治法：清热解毒，凉血止血。

针灸处方：太渊、偏历、中脘、天枢、足三里、阴陵泉、阳陵泉、血海、上巨虚、解溪、风市、太白、太溪。

操作：诸穴常规针刺，留针30分钟。一周行3次治疗，10次为一疗程。

中药处方：蒲公英12g，连翘12g，大血藤12g，紫花地丁6g，野菊花6g，荆芥穗3g，苍术9g，白术9g，防风3g，当归6g，白芍9g，垂盆草12g，桑白皮12g，大黄6g，甘草6g。5剂，水煎服，日1剂。

经治疗，患者全身症状大有好转，双下肢及上半身出血点变浅。针药并用治疗两个疗程后，症状已基本痊愈。

按：患者为中年男性，病变部位在皮肤，肺在体合皮毛，《素问·五脏生成》云："肺之合皮也，其荣毛也。"故取太渊，太渊为肺经原穴，针刺之可加强肺经的卫外功能。偏历为手阳明大肠经的络穴，肺与大肠相表里，取此穴与太渊相配有原络配穴之意。《医宗金鉴》载："肺经里之原穴太渊，大肠表里之络穴偏历，二穴应刺之症，即胸胀溏泻，小便频数……皮肤、肩、背、缺盆麻木痉痛，皆肺、大肠经病也。"其中也提到太渊配偏历可治皮肤病变。中脘为任脉穴位，且为八脉交会穴之腑会，天枢为足阳明胃经穴位，《素问·六微旨大论》云："天枢之上，天气主之；天枢之下，地气主之；气交之分，人气从之，万物由之。"中脘、天枢相配，可使中焦脾胃气机调和，增强脾胃化生精微、滋养全身的功能，提高人体正气御邪的能力，同时使腑气条达，通腑泄热。取胃经合穴足三里、脾经合穴阴陵泉、胆经合穴阳陵泉疏调三经气血，使病邪之气从下而出。上巨虚和解溪可泄热，太白为脾经原穴，亦五输穴之输穴，五行属土，取此穴一是可以补益脾气，助脾运化，二是土生金，为肺金之母，针刺之可补肺气之源，寓他经子母补泻之意，可增强肺的卫外功能。此外患者所患之病出现片状出血点，说明血溢脉外，脾主统血，《难经·四十二难》云"脾裹血"，《金匮要略编注》亦云"五脏六腑之血，全赖脾气统摄"。故刺脾经原穴太白、合穴阴陵泉及血海可补益脾气，使脾气旺盛，加强脾的统血功能，吸收皮肤上潜在的出血点。血海活血通络，养血止痒，《针灸大成》言"热疮臁内年年发，血海寻来可治之"。风市为胆经穴位，乃祛风之要穴，《针灸大成》《医宗金鉴》均记载风市可治全身瘙痒。风市和血海相配有养血润燥，祛风止痒之效。患者血热容易生燥，太溪为肾经原穴，肾主水，受五脏六腑之精而藏之，故针刺此穴有滋阴润燥之效。诸穴相配，调理周身气机，使气血和畅，同时配合中药调理增强疗效。方中蒲公英苦，微寒，有清热解毒、消肿散结之功，连翘苦寒，有清热解毒、疏风散热之效，两者共为君药。大血藤清热解毒，活血祛风，紫花地丁清热解毒凉血，野菊花清热解毒泻火，垂盆草利湿清热解毒，大黄通腑泄热，荆芥穗、防风祛风止痒，共为臣药，加强蒲公英、连翘清热解毒散结之功。苍术燥湿健脾，白术健脾利湿，二药同用顾护脾胃，同时制约连翘、蒲公英、大黄的寒凉之性，防止苦寒败胃，共为佐制药。患者久病伤气、伤血、伤阴，当归养血活血，白芍养血敛阴，桑白皮宣肺，三药共为佐助药。甘草调和药性，补益和中，为使药。诸药相配，共达清热解毒、凉血止血之效。

第六节 五官科病证

一、耳鸣

刘某，女，30岁。2019年8月5日初诊。

患者右侧耳鸣伴脸颊麻木感1周。患者1周前无明显诱因出现右侧耳内鸣响伴闷堵感，近两日感冒，耳内微痛。诉右侧脸颊麻木，如有风吹，自觉微微肿起。心中焦急，郁郁不畅。曾于北京协和医院、北京大学人民医院耳鼻喉科进行专项检查，均无异常，未明确诊断。现为改善症状，于我科门诊就诊。患者舌红，苔薄白微腻，脉弦数。

中医诊断：耳鸣。

辨证：风热侵袭。

治法：疏散风热，宣肺通窍，清肝泻火。

针灸处方：完骨、翳风、听宫、耳门、阳陵泉、侠溪、足三里、下巨虚、地仓、阳白、四白、太阳。

操作：诸穴采用常规刺法，每次留针30分钟。一周行3次治疗，10次为一疗程。

患者治疗 2 次后即诉耳内疼痛感减轻，2 周后面部麻木感减轻，肿胀感减轻，心情较平和。一个疗程后，面部麻木感基本消失，无肿胀感，耳鸣发作频率降低，持续时间缩短。三个疗程后，面部感觉正常，耳鸣基本消失，微微有闷胀感，心情舒畅。

按：耳鸣病因多分为内因和外因。内因多为惊恐、恼怒、肝胆火旺、风火上逆，使少阳经气闭阻，或因肾气亏虚，精血不能上达于耳，清窍失养而成。外因为风邪侵袭机体，壅遏清窍。患者外有风邪侵袭，内有情志不畅，郁而化火，肝气上冲。又肝胆互为表里，同寄相火，循经上犯耳窍，引起耳鸣。"足少阳之脉，其支者，从耳后入耳中，出走耳前"，与耳窍关系最为密切；而手少阳经、手太阳经分支亦入耳中。故针刺时多选用此三条经脉。完骨为足少阳胆经与足太阳膀胱经之交会穴，布有枕小神经主干和耳后动静脉，《古今医统大全》载本穴主治"暴聋不聪""耳鸣"等病证。配合足少阳胆经远端腧穴、八脉交会穴足临泣，可疏通足太阳及手、足少阳经耳部经气，邪去正安，听力恢复。听宫穴为手太阳小肠经经穴，且是手少阳与足少阳经脉的交会穴，功能开窍聪耳，疏风散热，为治疗耳鸣耳聋的常用效穴。耳门穴为手少阳三焦经穴位，针刺此穴配合听宫可改善局部神经血供，加速局部血液循环，起到濡养神经的作用。翳风同属三焦经，具有祛风清热、息风通窍的功效。阳陵泉为足少阳经合穴，侠溪为胆经荥穴，本经配穴，以加强清肝利胆的功效。足三里、下巨虚均取自足阳明经，振奋腑气以开畅中焦气机，理气解郁。同时针刺地仓、四白、阳白、太阳疏通面部经气，缓解面部麻木感。局部取穴与循经取穴相结合，诸穴相配标本兼治，故可见显著疗效。

二、慢性鼻炎

张某，男，45 岁。2019 年 8 月 22 日初诊。

患者 10 年前无明显诱因出现鼻涕增多，曾于外院就诊，诊断为鼻炎，10 年间症状反复发作。现鼻流清涕不止，偶有鼻塞，咽红微肿痛。为求针灸对症治疗，来我科门诊就诊。患者自述既往体健。舌红，微有齿痕，苔白腻，脉细滑。

中医诊断：鼻鼽。

辨证：肺脾气虚。

治法：健脾益气，活血通络，宣通鼻窍。

针灸处方：风池、通天、攒竹、迎香、合谷。

操作：诸穴常规针刺，每次留针 30 分钟，一周行 3 次治疗。

1 周后，患者诉清涕量减少，咽喉疼痛减轻。治疗第 2 周时，患者感到流涕次数明显减少，未出现鼻塞症状。

按：鼻鼽之为病，多由于肺气虚弱，卫气不固，风寒侵袭鼻窍而引起。针刺时常选用手足阳明经穴位。《灵枢·经脉》云："大肠手阳明之脉，起于大指次指之端，循指上廉……上挟鼻孔。"针刺手阳明大肠经穴位可宣通鼻窍，且肺与大肠相表里，肺开窍于鼻，故选用大肠经迎香及合谷，既可直接治疗鼻疾，也可通过调理大肠助肺气通调，以改善症状，体现了"经脉所过，主治所及"的思想。《针灸甲乙经》载："鼻鼽不利，窒洞气塞……迎香主之。"迎香穴位于鼻孔两旁，为手足阳明经交会穴，手阳明之脉上夹鼻孔，足阳明之脉起于鼻，大肠经上行的阳气和胃经下行的浊气在此相交于大肠经，主要功能为交换大肠经与胃经的天部之气，有祛风通窍、理气止痛的功效。合谷为四总穴之一，有镇静止痛、通经活络、解表泄热的功效，同时是手阳明大肠经原穴，刺之可使经气直达病所，属远端取穴。《灵枢·口问》云："阳气和利，满于心，出于鼻，故为嚏。补足太阳荥眉本。"这里的"眉本"即指攒竹穴。攒竹为足太阳膀胱经脉气之所发，功善宣散太阳经之风火，疏风清热，为治疗眼病、鼻塞等经穴局部病证之常用穴。《针灸甲乙经》有云"头风痛，鼻鼽衄，眉头痛，善嚏，目如欲脱，汗出寒热，面赤颊中痛，项椎不可左右顾，目系急，瘛疭，攒竹主之"。通天属足太阳经，其脉气又与督脉相通，故针刺通天可同调两脉经气而收奇效，且该穴具有通鼻窍、祛风热之功。风池有疏风利窍之功，主治头痛、项背痛、鼻渊、鼽衄、耳鸣等证。诸穴合用，共奏宣肺气、通鼻窍之功。

三、嗅觉减退

赵某，女，51岁。2019年7月25日初诊。

患者2个月前头部外伤后出现嗅觉减退，曾于某医院就诊，行头部CT示右侧顶部皮下血肿，右顶骨骨折。予甲钴胺口服，症状未见明显改善，2个月间患者嗅觉减退症状进行性加重，现为求针灸对症治疗，来我科门诊就诊。患者有焦虑情绪，自述既往体健。舌红，苔薄黄腻，脉细滑。

中医诊断：鼻窒。

辨证：气滞血瘀。

治法：醒脑开窍，理气健脾，调和阴阳。

针灸处方：眉冲、上星、攒竹、迎香、偏历、合谷、足三里、阴陵泉、丰隆、三阴交、太溪。

操作：攒竹向鱼腰透刺，双侧呈交叉状，施捻转泻法；余穴采用常规刺法。

治疗第1周患者取坐位，仅取头面部穴位；第2周开始嘱患者取仰卧位。每次留针30分钟，一周行3次治疗，10次为一疗程。

中药处方：红花30g，白芍20g，钩藤15g，牡丹皮15g，甘草6g，大黄6g，葛根12g，苍耳子20g。7剂，水煎外洗。

治疗第1周仅取头面部穴位，患者诉开始能闻到味道，描述为特殊的葱油香；治疗1个月后，患者情绪平和，诉能闻到特殊的葱油香，时淡时浓，总体情况有所好转。经治疗3个月后，患者症状已大有改善。

按：《普济方》载"肺为气之主，通窍于鼻。鼻者，清气出入之道路也。阴阳升降，气血平和，则一呼一吸营卫行焉。其或七情内蠹，六气外伤，则清浊不分……诸证迭起矣"。患者外伤后，右侧顶部皮下局部气滞血瘀，向内压迫相关大脑皮层组织而为病。《灵枢·邪客》云："心者，五脏六腑之大主也，精神之所舍也。"而脑为奇恒之腑，藏五脏六腑之精气，掌管人之记忆、思维、语言、视觉、听觉、嗅觉等，故称为"元神之府"，即"神明之心"，所以神志异常病变可从脑论治，总调五脏之神。针刺足太阳膀胱经之攒竹，按照经络感传现象，循该经内传入脑，加强脑对嗅觉功能的调节。另取眉冲以通窍醒神，配合针刺上星治疗嗅觉障碍。《医述》言："人有鼻病，不闻香臭者，病在大肠，气不上行，徒责肺无益也"。故远端取穴取偏历及合谷，疏泄大肠经之郁热，近端取穴取迎香以宣通鼻窍，"鼻窒无闻，迎香可引"。同时取足三里、阴陵泉、丰隆健运脾胃，祛湿化痰；取三阴交、太溪滋养脾肾。诸穴相配，通利三焦，使水运畅通，所谓户枢不蠹，流水不腐，综合调理阴阳，使脏腑经络气血得调，鼻窍得通，共奏良效。同时配合中药治疗加强疗效，方中红花、牡丹皮祛瘀止痛，白芍配伍甘草可缓急止痛，钩藤祛风通络，大黄逐瘀通经，葛根舒筋活络，苍耳子为宣通鼻窍之要药。诸药配伍，水煎外用，可达活血化瘀、通经止痛之效。

四、干眼症

阚某，女，61岁。2019年5月16日初诊。

患者左眼干涩疼痛半年余，每遇天寒则迎风流泪。现为求改善眼部症状，来我科门诊就诊。患者自述曾于2019年1月于外院诊断为抑郁症，平素眠差。予查经颅多普勒超声示双侧大脑中动脉血流速度增快，频谱正常，未闻及明显涡流杂音；余血管血流速度及频谱未见明显异常。舌淡红，苔白腻，脉沉细涩。

中医诊断：白涩症。

辨证：肝肾阴虚。

治法：调补肝肾，滋阴养血。

针灸处方：攒竹、太阳、阳白、四白、丝竹空、上星、风池、合谷、太冲。

操作：阳白向鱼腰透刺，施捻转补法1分钟，余穴采用常规刺法。每次留针30分钟，一周行3次治疗，10次为一疗程。

1周后，患者流泪频率降低，仍有眼内干涩不舒。治疗一个疗程后，患者眼内疼痛感明显减轻，偶有干涩感。两个疗程后，患者诉眼睛干涩疼痛感消失，迎风流泪症状改善。

按：干眼症，为眼部赤肿不明显，而只觉眼内干涩不舒的慢性眼病。病名出自《审视瑶函》，言"此症南人俗呼白眼，其病不肿不赤，只是涩痛，乃气分隐伏之火，脾肺络湿热，秋天多患此"。目为清窍，五脏六腑之精皆上注于目，因此干眼症病因较复杂，主因阴精亏虚，既有体质因素、饮食或情志所伤，亦有感受外邪所致。阴虚、内燥、虚火浮越，气不布津是本病发病的主要病机。患者为老年女性，失眠多年，肝肾亏耗，阴血不足，不足以濡养眼络，故常觉眼内干涩，久而络脉空虚，邪入为痹，卫外失固，遇风流泪，痛痒不适。治宜滋阴润燥，疏肝解郁，益气升阳。阳白、四白、攒竹、丝竹空均为局部取穴，疏通眼部经络气血，通窍活络，刺激泪液分泌。攒竹为足太阳膀胱经之要穴，取之能宣泄眼部郁热，通络明目。太阳为经外奇穴，《太平圣惠方》谓其可"理风，赤眼头痛，目眩目涩。"说明针刺太阳可清头明目。肝与胆相表里，风池乃足少阳胆经穴，又为三焦、胆经与阳维脉交会穴，是祛风之要穴，可疏通头面、眼部穴位和经络气血，为治疗头面五官疾病的要穴。上星是督脉上的穴位，总督一身之阳气，针刺此穴以调节全身的阴阳平衡，为"调神"之穴。远道取合谷、太冲，合谷能补气活血，太冲可降肝火、润目燥。二者相配，为阴阳经配穴，上下配穴，气血、阴阳、脏腑同调，协同作用较强，共同发挥补益气血、通经活络、清热利湿、补肝益肾之功效。诸穴相配扶正祛邪、调和阴阳，使津液能更好地输布，改善泪腺分泌，以缓解干眼症状。

五、糖尿病视网膜病变

李某，女，76岁。2018年8月23日初诊。

视野缺损渐进性加重2年。患者2年前于外院诊断为糖尿病视网膜病变，未规律控制血糖，2年间视力持续下降，近期查视野右眼鼻侧1/2，左眼颞侧1/4。曾于我科住院治疗，予输液及针灸对症治疗后症状有所缓解。现为求系统治疗来我科门诊就诊。视力：右眼0.6，左眼0.3，矫正不提高。眼压：右眼18.5mmHg，左眼16.3mmHg；双眼外眼正常，眼底散在大量微动脉瘤，以颞侧较多；周边视网膜可见点片状出血，夹杂少许棉絮状斑，黄斑区附近堆积大量硬性渗出，中心凹反射消失。眼底荧光血管造影可见双眼视网膜大量强荧光点及与出血相应的荧光遮挡，颞侧周边视网膜可见小片无灌注区。空腹血糖 8.6mmol/L。

中医诊断：消渴目病。

辨证：气阴两虚证。

治法：益气养阴，活血通络明目。

针灸处方：阳白、四白、丝竹空、素髎、风池、足三里、上巨虚、下巨虚、三阴交、太溪。

操作：阳白向鱼腰透刺，余穴采用常规刺法。每次留针 30 分钟，一周行 3 次治疗。

经 2 周针灸治疗后，患者诉视力较前改善，眼干涩不适等症好转。

按：消渴目病即糖尿病视网膜病变，是由于糖尿病引发的以视力下降、视网膜微血管损害为主要特征的眼部并发症，属于终身性疾病，与患者的年龄、糖尿病病程、血糖控制情况等密切相关。本病病位在视网膜，根据"五轮学说"当属水轮，为肾脏所主。由于消渴日久，气虚血亏，瘀阻络脉，目窍失养，导致视物不清，故以益气养阴、活血通络为治法。取三阴交、太溪滋补肾阴；足三里、上巨虚、下巨虚调理脾胃之气，使脾气健运、胃气和降，配合三阴交、太溪益气养阴，从而改善消渴阴虚燥热之本，另选取"消渴组穴"中的素髎调整血糖。阳白、四白、丝竹空为局部取穴，可改善局部血液循环，使视神经得到濡养，减缓退化进程。风池为祛风要穴，有疏风解表、调和气血的作用，可配合眼周穴位疏通经络，滋养眼目。消渴目病患者应十分注意控制血糖水平，可一定程度控制病情的发展，另针刺治疗对血供不足、微动脉闭阻或视神经萎缩等内部因素造成的眼病也有较为显著的疗效。

第七节 其他病证

一、桥本甲状腺炎

闫某，女，40 岁。2018 年 11 月 15 日初诊。

颈前结块肿大伴胸闷 1 个多月。患者 1 个月前无明显诱因感到颈部胀闷不舒，喉结处有压迫感，胸闷，喜太息，颈前（正中）肿大，质软不痛，于外院诊断为桥本甲状腺炎。为求治疗，来我科门诊就诊。甲状腺Ⅰ度肿大。舌红，苔薄白，脉濡。

中医诊断：瘿病。

辨证：气郁痰阻。

治法：理气活血，化痰消瘿。

针灸处方：天容、天柱、翳风、天突、曲池、合谷、太冲、光明、丰隆。

操作：天容向肿物中心方向斜刺 1 ～ 1.5 寸，以出现针感为度。余穴采用常规刺法。每次留针 30 分钟，一周治疗 3 次，10 次为一疗程。

中药处方：钩藤 5g，石决明 5g，益母草 5g，丹参 5g，桃仁 5g，陈皮 5g。7 剂，水煎服，日 1 剂，2 次分服。

治疗 1 周后，患者胸闷症状改善，颈部肿物略有减小。治疗一个疗程后，患者喉结处压迫感消失，胸闷症状减轻，复查甲状腺功能，指标均在正常范围，继续巩固治疗。两个疗程后，临床症状基本消失，患者为巩固疗效，继续接受针灸调理。

按：桥本甲状腺炎是一种常见的免疫功能亢进病，多发于中年女性，根据症状和体征可归属于中医学"瘿病"的范畴。由于针灸治疗对免疫、神经、内分泌等各个系统的活动都具有双向调节作用，因此针灸治疗该病具有独特优势。《针灸甲乙经》指出"气有所结发瘤瘿"，《医学入门》则认为"盖瘿瘤本共一种，皆痰气结成"。《医林改错》则言"结块者必有形之血"。气、瘀血、痰是瘿病形成的病理基础。故治疗以理气活血、化痰消瘿为主。明代徐春甫的《古今医统大全》论述瘿瘤时提及"瘿瘤之病，乃足阳明之经与任脉二经气血凝滞，加以忧郁之所成也"。阳明为多气多血之经，任脉为阴脉之海，加以情绪郁闭，气滞则血停，从而积滞于任脉，颈部为阳明经与任脉汇合之处，故而好发瘿病。针刺治疗时除局部取穴外，多选用阳明经、任脉、肝经及胆经穴位。取天容、天柱、翳风改善颈部血供，消散瘿气。曲池、合谷分别为手阳明大肠经合穴及原穴，同施泻法以疏导手足阳明之痰热，调阳以和阴。丰隆为足阳明胃经络穴，联络脾胃，为祛痰要穴。诸穴合用行阳明之气血。天突为任脉穴，其气以通为顺，有宣肺利气、行气散结之功，为疗瘿要穴。胆经有病可发侠瘿，少阳经是阳气初生之经，可调和阴阳，足少阳胆经"下耳后，循颈"，故可治疗颈部结喉旁的病变，其上风池善治颈项疾病。光明为络穴，刺之可交通肝胆，配合丰隆通络消痰，加以肝经原穴太冲调畅气机。同时配合中药治疗加强疗效。方中钩藤、石决明化痰散结，平肝潜阳；陈皮理气健脾，燥湿化痰；益母草、丹参、桃仁行气活血，化瘀散结。诸药合用，水煎内服，共奏调气和血、消瘿散结之效。

二、癌因性疲乏

王某，男，73岁。2019年3月4日初诊。

患者10年前因患前列腺癌开始间断放疗，3个月前开始进行化疗，化疗后自觉疲乏无力，伴恶心呕吐，头昏沉，总前列腺特异性抗原（PSA）指数在正常范围。现为求改善症状，来我科门诊就诊。舌淡红，苔薄白润，脉沉细。

中医诊断：虚劳。

辨证：肾精亏耗，气血两虚。

治法：温阳补肾，调补气血。

针灸处方：足三里、三阴交、关元、中脘、太溪、神门、内关、膻中。

操作：关元直刺，施提插捻转补法，使针感向下腹部传导，余穴采用常规刺法。每次留针30分钟，一周治疗3次，10次为一疗程。

治疗 1 周后，患者诉恶心感明显减轻，呕吐次数减少。治疗 2 周后，恶心症状及头部昏沉感均有改善，仅晨起时略有不适，乏力症状有好转。治疗两个疗程后，恶心及头部昏沉症状基本消失，仅乏力偶有发生。

按：本例患者长期规律接受放化疗，气血渐耗，精血亏损，无以荣养五脏六腑及四肢，故常有疲惫乏力感。气虚而清阳不升，气机失调，浊气上逆，使人呕恶。肾藏精，寓元阴元阳，是维持人体脏腑阴阳平衡的根本，"阳气者，精则养神，柔则养筋"，气血两虚而精神不得充养，故头昏沉而体重无力。心、肝、肾为人体精气血之轴，生血藏血而行血，行气纳气以调气，气血相用，精血相生，故以温阳补肾，调补气血为主要治法。神门、太溪分别为心、肾经之原穴，针刺以宁心安神，滋阴补肾，使心肾之阴得藏。内关为宽胸利气、降逆止呕的要穴，配合膻中宽胸利膈，理气和中。关元属任脉，《十四经发挥》云："任脉者，与冲脉皆起于胞中，循脊里，为经络之海。"关元居丹田，为元阴元阳闭藏之处，具有培补全身元气，增强肾之闭藏功能的作用。足三里为保健要穴，为培补脾土的重要穴位，具有调理脾胃、补中益气、扶正祛邪之功。《通玄指要赋》曰："三里却五劳之羸瘦，痹肾败，取足阳明之上。"中脘为胃之募穴、八会穴之腑会，具有补气健脾、调理胃肠、养血调血之功效。三阴交为肝、脾、肾三条经脉交会处，具有调畅气机，补脾益气，滋补肾精，增强肾主封藏功能的作用。

三、乳腺增生

陈某，女，29 岁。2016 年 10 月 31 日初诊。

患者半个月前体检查乳腺 B 超发现左乳腺有 1.6cm×1cm 增生，双乳增生。查体：触左乳腺有 1cm×1cm 圆形物，可移动。今为求系统针灸治疗就诊于我科门诊。舌暗紫，脉涩。

中医诊断：乳癖。

辨证：气滞血瘀。

治法：理气通滞，活血化瘀。

针灸处方：膻中、乳根、中脘、天枢、足三里、阴陵泉、上巨虚、太冲。

操作：诸穴常规针刺，留针 30 分钟。一周行 3 次治疗。

中药处方：枳壳 6g，连翘 12g，当归 9g，白芍 9g，川芎 12g，栀子 12g，牡丹皮 9g，地黄 12g，生姜 3g，甘草 6g。7 剂，水煎服，日 1 剂。

按：乳腺增生发病机制尚未明确，但其多与下丘脑－垂体－卵巢轴有关。本病属中医学"乳癖"范畴，多与情志因素有关。《疡科心得集》曰："乳癖乃乳中结核，形如丸卵，或坠垂作痛，或不痛，皮色不变，其核随喜怒消长。"《外科正宗》亦云："乳头属肝，乳房属胃。""忧郁伤肝，思虑伤脾，积想有心，所愿不得志，致经络痞涩，聚结成核。"从经脉循行看，足阳明胃经经过乳房，足厥阴肝经至乳下，足太阴脾经行乳外，故治疗本病主要取肝、脾、胃三经穴位。《灵枢·经脉》载："胃足阳明之脉……从缺盆下乳内廉，下挟脐，入气街中。"脾胃为气血生化之源，胃经循行于乳周、乳根，天枢、足三里、上巨虚均为胃经穴位，选之可疏通乳房局部经络，亦可调节胃经经气，使气血畅通，结散痛止。膻中属任脉穴，为八会穴之气会，乃宗气所聚之处，可调畅胸中气机、行气解郁。膻中与乳根同用，可直接通乳络、消癥块。中脘为胃之募穴，且为八会穴之腑会，与天枢同用，可调理中焦脾胃气机，使之气机条达。阴陵泉为脾经下合穴，与足三里同用可健运脾胃。太冲为肝经原穴，原穴是本经脏腑原气经过和留止的部位，原气通过三焦运行于脏腑，故原穴是调整人体气化功能的要穴，《临证指南医案》载"女子以肝为先天"，肝经上贯膈，布胁肋，循行乳房，故取太冲可疏肝理气，有效减轻肝郁气滞所致的乳痛症状。诸穴同用，使气机条达通畅，与中药配合治疗加强疗效。方中枳壳理气宽中；连翘、栀子清热消肿散结；当归、白芍养血柔肝；川芎活血行气；地黄凉血；牡丹皮凉血活血化瘀；生姜温中，防止诸寒凉之药伤胃；甘草调和诸药。诸药配合，共达活血解毒、疏肝解郁、软坚散结之效。